HEYNE BÜCHER

Stichwort

BSE

Alois Hacker

Originalausgabe

WILHELM HEYNE VERLAG
MÜNCHEN

HEYNE SACHBUCH
Nr. 19/4047

FACHLEKTORAT:
Dr. Helmut Mann

REDAKTION:
Christine Proske

GRAFIKEN:
Ralph Jenette

KONZEPTION UND REALISATION:
Christine Proske
(Ariadne Buchproduktion)

Printed in Germany 1996
Umschlaggestaltung: Kaselow-Design
Herstellung: H + G Lidl, München
Satz: Satz & Repro Grieb, München
Druck und Verarbeitung: Pressedruck, Augsburg

ISBN 3-453-07107-7

Inhalt

I. BSE – Geschichte einer neuartigen Tierseuche

Im Jahre 1986 entdeckten zwei englische Epidemiologen, Gerald A. H. Wells und John W. Wilesmith ein neues, eigenständiges Krankheitsbild beim Rind: die Bovine Spongiforme Enzephalopathie (BSE), eine schwammartige Hirndegeneration. Mittlerweile gehören der sogenannte Rinderwahnsinn und seine Folgen für Mensch und Tier zu den meistdiskutierten Themen unserer Zeit. Im Frühjahr 1996 mußte nach langem Zögern auch die britische Regierung einräumen, daß BSE mit hoher Wahrscheinlichkeit auf den Menschen übertragbar ist.

BSE sorgt als besonders beängstigendes Phänomen nicht ohne Grund in den Medien für Aufruhr: Dieses Mal scheint der Mensch selbst eine Infektionskette in Gang gesetzt und ganz wesentlich zu ihrer ungeheuren Dynamik beigetragen zu haben. Vor allem aber: Noch nie drohte die tödliche Erkrankung einer unvorhersehbar großen Zahl von Menschen durch den Verzehr tierischer Lebensmittel.

Im Jahr 1983 verendete in England ein Rind an BSE. 1984 waren es drei, in den beiden folgenden Jahren erhöhte sich die Zahl bereits auf 12 Tiere. Nach 1987 stiegen die statistischen Werte sprunghaft an, so daß bis heute bereits rund 160.000 erkrankte Tiere notgeschlachtet und unschädlich beseitigt werden mußten. Sobald sich der Seuchenverdacht bestätigt hatte, begannen die Wissenschaftler, nach dem Ursprung der Erkrankung zu suchen. Relativ schnell konnte ein enger Zusammenhang zu einer ähnlich verlaufenden Seuche bei Schafen, der sogenannten Scrapie, hergestellt werden. Diese kennen die Mediziner bereits seit mehr als 250 Jahren. Sie tritt in Europa, Asien und Nordamerika auf, am häufigsten in Großbritannien, Kanada, Indien und den USA.

Bald stand auch fest, wie sich die Rinder infiziert hatten: Es war schon lange üblich gewesen, die Kadaver von Scrapie-Schafen zu Futtermehl zu verarbeiten. Doch in den Jahren 1981/82 hatten die britischen Tierkörperverwertungsanstalten das Herstellungsverfahren geändert. Sie trennten nun das Fett nicht mehr mit Lösungsmitteln wie Aceton oder Chloroform, sondern durch Hitzebehandlung bei 110 Grad von dem Kadaverbrei. Bei der weiteren Verarbeitung zum Futtermittel senkte man die Temperaturen zum Teil auf 80 Grad Celsius. Und diese neue Behandlung konnte der Scrapie-Erreger überleben.

1988, etwa eineinhalb Jahre nach der Einstufung von BSE als neuartige Tierseuche, führte die britische Regierung die *Anzeigepflicht* für diese Krankheit ein. Im Juli 1988 verbot sie die Verfütterung von Tiermehl an Wiederkäuer. Herstellung und Ausfuhr dieser Produkte blieben aber erlaubt. Zudem wurde 1989 – also drei Jahre nach Entdeckung der Rinderseuche – untersagt, Gehirn, Rückenmark, Tonsillen (Mandeln), Thymus (Kalbsbries), Milz und Darmtrakt von über sechs Monate alten Rindern für die Lebensmittelherstellung zu verwenden.

Die Bundesrepublik stoppte im Mai 1989 die Einfuhr von Tiermehl aus Großbritannien. Auch die EG reagierte: Am 28. Juli 1989 beschloß die Europäische Kommission ein Exportverbot für britische Rinder, die vor dem 28. Juli 1988 geboren waren. Sieben Monate später, am 1. März 1990, wurde dieses etwas verschärft. Die Einfuhr lebender Rinder aus Großbritannien in andere EG-Mitgliedstaaten war von nun an grundsätzlich untersagt. Von dieser Regelung ausgeschlossen blieben bis zu sechs Monate alte Kälber, bei deren Müttern kein Verdacht auf BSE bestand. Am 6. März 1990 wurde BSE EG-weit in die Gruppe der meldepflichtigen Seuchen aufgenommen. Zu diesem Zeitpunkt waren bereits mehr als 10.000 Tiere am Rinderwahnsinn erkrankt. Seit dem

Symptome des Rinderwahnsinns

Die ersten Anzeichen der Erkrankung zeigen sich in aller Regel vier bis sechs Jahre nach der Ansteckung, in Einzelfällen aber auch wesentlich früher oder später. Als erstes Symptom fällt meist die ängstliche Reaktion der Tiere auf, wenn man sie berührt. Es folgen Zähneknirschen und teilweise aggressives Verhalten. Im weiteren Verlauf kommen exzessives Belecken von Nase und Flanken sowie übersteigerte Bewegungen der Ohren vor. Auch die Haltung von Kopf und Ohren ist unnormal; die Tiere zittern sehr stark und leiden unter Bewegungsstörungen der Hinterbeine. Oft ist die Kopfhaut verletzt, weil Juckreiz die Rinder dazu bringt, sich ständig irgendwo zu scheuern. Gegen Ende der Erkrankung fallen sie oft hin. Schließlich treten Lähmungen ein, und die Tiere können nicht mehr aufstehen. Zwei bis drei Monate nach Beginn der Erkrankung verenden sie. Diese Symptome sind von Fall zu Fall unterschiedlich deutlich, je nachdem welche Hirnregion besonders stark betroffen ist.

9. April 1990 durften die Briten zudem auch nach EG-Beschluß die obenerwähnten Schlachtkörperteile (Gehirn, Rückenmark usw.) nicht mehr ausführen. Dies galt unabhängig vom geplanten Verwendungszweck (Nahrungsmittelproduktion, pharmazeutische oder kosmetische Industrie). Die Ausfuhr von Fleisch aus Großbritannien wurde Anfang Juni 1990 eingeschränkt. Ohne besondere Auflagen durfte nur noch Fleisch aus Rinderbeständen, die seit mindestens zwei Jahren frei von BSE waren, in den Export gehen. Fleisch aus BSE-verseuchten Betrieben mußte seitdem entbeint und von sichtbarem Nerven- und Lymphgewebe befreit sein. Im August

Entstehung der Seuche

Die Schafskrankheit Scrapie wird seit ca. 250 Jahren beobachtet und ist auf andere Tierarten übertragbar. Der Erreger gelangte über infizierte Schafskadaver, die in Großbritannien zu Kraftfutter verarbeitet wurden, in die Nahrungskette.

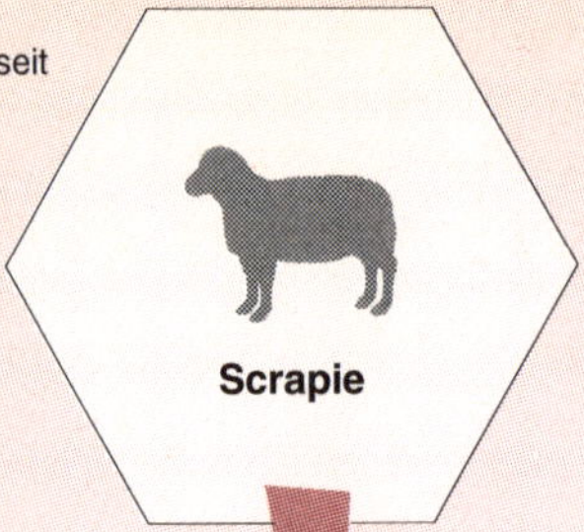

Die Inkubationszeit von BSE beträgt mehrere Jahre. Als besonders ansteckend gelten während dieser Zeit folgende Organe:

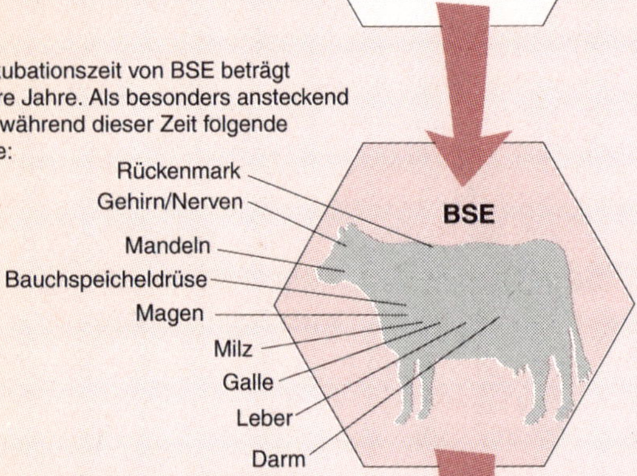

Die Erreger von Scrapie und BSE gehören vermutlich zu einer größeren Familie von Auslösern ansteckender Hirnerweichungen. Auch bei Nagetieren, Katzen, Affen und Hirschen wurden solche Erkrankungen entdeckt.

Beim Menschen wird eine solche Erkrankung als Creutzfeldt-Jakob-Krankheit beschrieben. Es wurden bisher zehn Fälle einer neuen Variante dieser Krankheit bekannt, eine Verbindung zu BSE gilt als sehr wahrscheinlich.

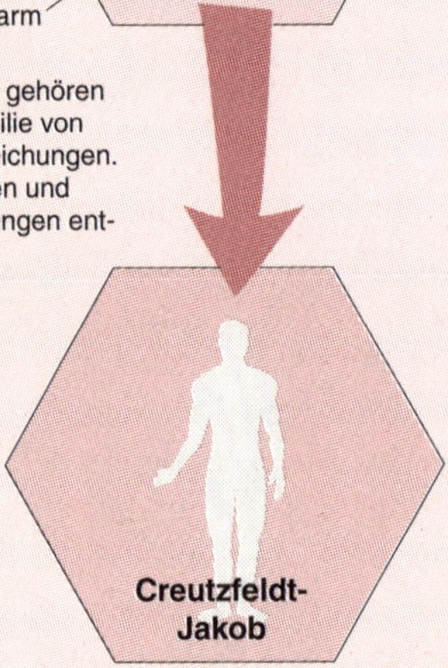

1990 verhängte die Bundesrepublik Deutschland ein striktes Einfuhrverbot für Tiermehle aus Großbritannien und führte die Anzeigepflicht für BSE ein.

Auch außerhalb Großbritanniens traten vereinzelt BSE-Fälle auf, zum Beispiel in Irland, der Schweiz, Frankreich, Dänemark und Portugal. Bis auf einige ungeklärte Fälle in der Schweiz konnte man davon ausge-

Anzeigepflicht von Tierseuchen

Das Tierseuchengesetz regelt die staatlichen Maßnahmen bei der Bekämpfung von Tierseuchen. Grundsätzlich greift der Staat nur dann ein, wenn eine Seuche für den Menschen gefährlich ist (Zoonosen) oder zu größeren wirtschaftlichen Schäden führt. Die Anzeigepflicht gehört dabei zu den wichtigsten Vorschriften. Zur Anzeige verpflichtet sind Tierbesitzer, Tierärzte, Viehhändler, Fleischkontrolleure sowie alle Personen, die berufsmäßig mit Tierbeständen zu tun haben. Die Anzeige erfolgt beim örtlichen Veterinäramt oder der Polizei. In aller Regel kann nur der Verdacht auf eine bestimmte Seuche gemeldet werden. Die endgültige Diagnose leitet der Amtstierarzt ein. Falls sich der Verdacht bestätigt, legt die zuständige Behörde die Maßnahmen zur Bekämpfung fest. Diese – Impfung, Quarantäne, Tötung der Tiere usw. – und die anzeigepflichtigen Tierseuchen sind im Tierseuchengesetz und der zugehörigen Verordnung beschrieben. Der Staat kann jederzeit die Anzeigepflicht für bestimmte Infektionskrankheiten einführen oder aufheben. Zur Zeit sind rund 40 Tierseuchen anzeigepflichtig, darunter Tollwut, Tuberkulose der Rinder, Salmonellose der Rinder, Schweinepest, Geflügelpest, Milzbrand und BSE.

hen, daß sich alle diese Tiere durch britisches Tiermehl infiziert hatten. Im Januar 1994 bestätigte sich auch in Deutschland der BSE-Verdacht bei einem Rind, das 1989 aus England importiert worden war.

Breites öffentliches Interesse erregte die BSE-Problematik zum ersten Mal im April 1990 nach Berichten über den Tod von Max, einem fünfjährigen Siamkater. Bei der Sektion diagnostizierten Pathologen als Todesursache BSE-artige Hirnveränderungen. Die Wissenschaftler hielten eine Infektion durch Dosenfutter für wahrscheinlich. Daraufhin ging erstmals die Befürchtung um, dem BSE-Erreger könnten nicht nur andere Tierarten, sondern auch Menschen zum Opfer fallen. Noch wurde diese erschreckende Möglichkeit als Spekulation abgetan.

Doch die Diskussionen über ein mögliches Infektionsrisiko des Menschen rissen nicht ab. Immer wieder warnten Wissenschaftler, daß die getroffenen Schutzmaßnahmen sich als unzureichend erweisen könnten. In zahlreichen Erklärungen bestritten jedoch Europäische Kommission und Bundesregierung jeglichen weiteren Handlungsbedarf und wiesen darauf hin, daß der Schutz der Verbraucher gewährleistet sei.

Das Europäische Parlament bezeichnete am 22. Januar 1993 die Maßnahmen der Europäischen Kommission zur Eindämmung von BSE und ihrer Folgen als nicht ausreichend. Im März 1994, nach immer bedrohlicheren Forschungsergebnissen und Presseberichten, ergriff die Bundesregierung endlich die Initiative. Sie beantragte eine Sondersitzung des EU-Gesundheitsministerrats. Bundesgesundheitsminister Seehofer drohte dort mit einem nationalen Alleingang, weil die Europäische Kommission jegliche gesetzliche Verschärfung der Fleischexporte ablehnte. Im gleichen Monat wurde in Deutschland mit einer Eilverordnung die Verfütterung von Tierkörpermehl an Wiederkäuer, also Rinder, Schafe und Ziegen, verboten (20. März). Trotz der Beteuerungen der Politiker, alle notwendigen Maßnahmen seien getroffen, verringerte sich der Rindfleischabsatz um mehr als 50 Prozent. Mittlerweile hatte der Rinderwahnsinn 130.000 Tiere vernichtet. Noch im Jahr 1994 wurden die Tiermehlverfütterung an Wiederkäuer sowie die Verwendung von Gewebe britischer Rinder bei der Herstellung von Arzneimitteln und Kosmetika europaweit verboten. Mit weitergehenden Forderungen scheiterte die Bundesregierung jedoch an der Europäischen Kommission. Im Dezember 1994 lockerte letztere sogar die Einfuhrbeschränkungen für britisches Rindfleisch. Seitdem durfte Fleisch von Tieren, die nach dem 1. Januar 1992 geboren waren, wieder ohne weitere Auflagen in die übrigen EG-Staaten exportiert werden. Als Begründung diente die Tatsache, daß bereits seit 1988 keine Tiermehle mehr verfüttert worden waren. Der Veterinärausschuß der Europäischen Kommission hat keine belastenden Hinweise auf andere Ansteckungsmöglichkeiten. Doch Mitte 1995 erkrankten Tiere aus dem Jahrgang 1992 an Rinderwahnsinn. Daraufhin wurde die Exportregelungen wieder etwas verschärft. Nach einem Beschluß der Europäischen Kommission vom 18. Juli 1995 durfte Fleisch ab da nur noch von Rindern bis zum Alter von zweieinhalb Jahren ausgeführt werden. Außerdem mußte Großbritannien durch amtliche Untersuchungen die Einhaltung des Fütterungsverbots von Tiermehl überwachen. Trotz aller Verbote und Beschränkungen summierten sich die britischen Exporte innerhalb der EG 1995 auf 277.000 Tonnen Rindfleisch.

Ende 1995 erhärtete sich der Verdacht der Übertragbarkeit von BSE auf den Menschen. Deshalb weigerte sich der Bundesrat am 15. Dezember, der Verlängerung der BSE-Dringlichkeits-Verordnung zuzustimmen, da diese ihm nicht weit genug ging. Mit ihr waren die EG-Bestimmungen vom 18. Juli des Jahres in deutsches Recht übertragen worden. Statt dessen forderte der Bun-

Verbreitung von BSE

In Großbritannien waren bis April 1996 rund 162.000 BSE-Fälle gemeldet worden. Im Mai 1996 gingen Forscher der Universität von Oxford davon aus, daß bis zum Jahr 1999 weitere 15.000 bis 24.000 Fälle hinzukommen werden. Mitte 1994 galt nach Hochrechnungen jedes tausendste Rind in Großbritannien als infiziert, das wären also nur etwa 11.000 Tiere gewesen. Sollten aber immer noch Jungtiere angesteckt werden, so muß man mit wesentlich mehr Fällen rechnen. Am stärksten betroffen sind Milchviehbestände mit hoher Leistung, da sie sehr häufig mit Tiermehl gefüttert wurden. In den ersten Jahren der Seuche trat BSE vor allem im Süden Englands auf, breitete sich dann aber über ganz Großbritannien aus. Im Januar 1991 galten 20 Prozent der Milchviehbestände als infiziert, im April 1993 bereits knapp 42 Prozent.

Außerhalb Großbritanniens wurden bis Mai 1996 offiziell rund 400 BSE-Fälle registriert. Spitzenreiter ist hierbei die Schweiz mit 213 BSE-Rindern. Irland meldete bis Mai 1995 105 erkrankte Tiere, Frankreich bis Mai 1996 20. Nur die Schweiz, Irland und Frankreich bestätigten bisher auch eine Erkrankung einheimischer Rinder. In Deutschland gab es bis Mai 1996 vier BSE-Fälle. Vereinzelte Erkrankungen traten bei Importtieren aus Großbritannien unter anderem auch in Italien, Dänemark, Portugal, Griechenland, Kanada, den USA, Argentinien, Israel und Oman auf.

desrat einen totalen Importstopp für britisches Rindfleisch (im Gegensatz zur Bundesregierung und den anderen EG-Staaten). Fünf Bundesländer, nämlich Bayern, das Saarland, Brandenburg, Rheinland-Pfalz und Nordrhein-Westfalen, verhängten am 6. Februar 1996 ein vollständiges Einfuhrverbot für Rindfleisch aus Großbritannien. Die Europäische Kommission forderte darauf von der Bundesregierung, den ungehinderten Handel mit Rindfleisch wieder zu gewährleisten. Begründung: Das Einfuhrverbot der Länder verstoße gegen Artikel 30 des EG-Vertrags und sei eine Mißachtung der EG-Seuchenschutzpolitik. Es drohte eine Klage vor dem Europäischen Gerichtshof.

Am 20. März 1996 sorgte die britische Regierung für eine Sensation: Eine von ihr eingesetzte Kommission räumte ein, daß BSE mit großer Wahrscheinlichkeit auf den Menschen übertragbar sei. Schon am folgenden Tag erließen Frankreich, die Niederlande, Belgien und Schweden ein Importverbot für britisches Rindfleisch. Deutschland schloß sich am 22. März dieser Entscheidung an. Auch lebende Kälber durften ab sofort nicht mehr eingeführt werden. Die gleichen Verbote galten für die Schweiz. Fünf Tage später, am 27. März, beschloß schließlich auch die Europäische Kommission ein Exportverbot für Rinder, Rindfleisch und Produkte, die Rindergewebe enthalten (z. B. Arzneimittel und Kosmetika). Großbritannien wurde aufgefordert, ein Programm zur vollständigen Tilgung von BSE vorzulegen.

II. Verwandte Erkrankungen bei Mensch und Tier

Man kennt – zum Teil schon seit langer Zeit – eine Reihe von Gehirnerkrankungen, die erstaunliche Übereinstimmungen mit der Bovinen Spongiformen Enzephalopathie aufweisen. Als Sammelbegriff dafür dient die Bezeichnung Transmissible Spongiforme Enzephalopathien (TSE), was übertragbare schwammartige Hirnerkrankungen bedeutet. Sie alle entstehen durch Infektionen, der jeweilige Erreger konnte bis jetzt jedoch nicht genau bestimmt werden. Gemeinsam ist ihnen zudem, daß sich bei ihnen keine Immunreaktion nachweisen läßt. Das heißt, der betroffene Organismus bildet keine Antikörper gegen den Erreger. Stets geht der Erkrankung eine sehr lange Inkubationszeit (Zeitspanne zwischen Beginn und Ausbruch einer Infektion) voraus. Alle TSE-Erkrankungen enden tödlich, wobei das Gehirn durch degenerative Veränderungen wie ein Schwamm durchlöchert wird. Den Krankheitsverlauf selbst prägen unterschiedliche zentralnervöse Störungen.

1. Creutzfeldt-Jakob-Krankheit (CJK)

Beschrieben wurde diese Gehirnerkrankung des Menschen erstmals Anfang der zwanziger Jahre dieses Jahrhunderts von den deutschen Neurologen Hans G. Creutzfeldt (1885–1964) und Alfons Jakob (1884 bis 1931). Seit 1994 zählt CJK in Deutschland zu den meldepflichtigen Krankheiten. CJK tritt weltweit auf, meistens handelt es sich dabei aber um Einzelfälle. Klassischerweise betrifft sie Menschen im Alter von etwa sechzig Jahren. Statistiken weisen etwa einen CJK-Fall unter einer Million Menschen pro Jahr aus. Nach einer Inkubationszeit, die zwischen einigen Jahren und mehreren Jahrzehnten schwanken kann, äußert sich der Ausbruch der Krankheit zunächst durch unspezifische Symptome wie Kopfschmerz und Schlaflosigkeit. Den weiteren Verlauf kennzeichnen zunehmende geistige Verfallserscheinungen und Bewegungsstörungen. Nach einer unterschiedlich langen Erkrankungsdauer (zwischen einem Monat und über zehn Jahren, typischerweise etwa ein Jahr) tritt unweigerlich der Tod ein. Bei der EEG-Untersuchung im Endstadium der CJK finden Neurologen in aller Regel typische Gehirnstrommuster. Eine sichere Diagnose ist jedoch immer erst nach dem Tod des Patienten möglich. Die histologische Untersuchung zeigt eine löchrige, schwammartige Degeneration des Hirngewebes. Mittels einer spezifischen Anfärbung der hauchdünnen Gewebeschnitte kann man manchmal Ablagerungen im Gewebe sichtbar machen. Diese werden als Amyloide bezeichnet, was übersetzt stärkeähnliche Stoffe bedeutet. Sie färben sich nach Zusatz von Schwefelsäure blau an, genauso wie Pflanzenstärke. Amyloide sind krankhaft veränderte körpereigene Proteine, die sich außerhalb der Zellen zusammenklumpen. Nehmen diese Ablagerungen größere Ausmaße an, werden sie als amyloide Plaques bezeichnet. Diese lassen sich leicht erkennen. Bei der CJK sind solche Plaques eher selten. Erst durch verfeinerte Nachweismethoden fand man heraus, daß sich in allen Fällen Amyloide im Gehirn abgelagert hatten. Oft sind sie aber so fein im Gewebe verteilt, daß sie mit den üblichen Verfahren nicht nachgewiesen werden können (sogenannte versteckte Amyloidosen).

Die genauen Ursachen der CJK sind noch nicht genau geklärt. Man vermutet bei fünf bis zehn Prozent der CJK-Fälle eine erbliche Vorbelastung. In Böhmen und Libyen leben Familien, in denen die Krankheit gehäuft auftritt. Manche Experten sehen darin allerdings kein Indiz für eine echte Erbkrankheit, sondern vermuten bei diesen Menschen lediglich eine besondere Anfälligkeit gegenüber dem CJK-Erreger.

Etwa fünf Prozent der CJK-Erkrankungen entstehen iatrogen, das heißt durch ärztliche Eingriffe. So traten nach Verpflanzungen von Augenhornhaut und harter (äußerer) Gehirnhaut CJK-Fälle auf, weil die Organspender den Erreger in sich trugen. Bei anderen Eingriffen am Gehirn fand die Ansteckung durch kontaminierte chirurgische Instrumente und Hirnelektroden statt. Als weitere iatrogene Infektionsmöglichkeiten entpuppten sich Wachstumshormone. Bis die gentechnische Herstellung dieser Hormone entwickelt worden war, produzierte man sie aus menschlichen Hirnanhangdrüsen. Mehr als 65 zwergwüchsige Kinder wurden auf diese Weise mit CJK infiziert (vor allem in Frankreich).

Zur Behandlung ihrer Unfruchtbarkeit bekamen rund 300 Frauen in Großbritannien aus Menschengehirnen gewonnene Hormone verabreicht – zwei von ihnen starben bis jetzt an CJK.

Die Zunahme der Fallzahlen in England aber auch in Deutschland geht auf ein aufmerksameres und verbessertes Meldeverhalten der Ärzte für die Todesursachenstatistik zurück; sie ist kein klarer Hinweis auf eine Zunahme der Erkrankung.

So starben 1994 in England 55 Menschen an CJK, was eine Steigerung um 50 Prozent gegenüber 1985 bedeutet. In Frankreich fielen im Jahr 1994 47 und in der Bundesrepublik Deutschland 58 Patienten dieser Krankheit zum Opfer.

2. Andere infektiöse Hirnerkrankungen beim Menschen

Drei weitere Krankheiten gehören zu dem Komplex der übertragbaren schwammartigen Hirnerkrankungen: Kuru, das Gerstmann-Sträussler-Scheinker-Syndrom

Kalb- und Rindfleischverzehr in Großbritannien

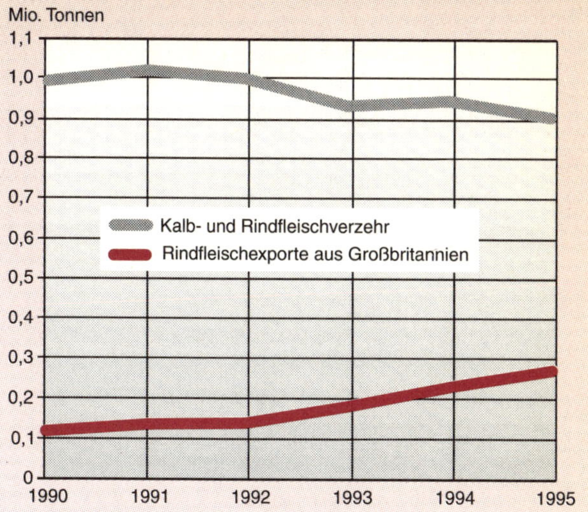

Opfer der Creutzfeldt-Jakob-Erkrankung in Großbritannien*

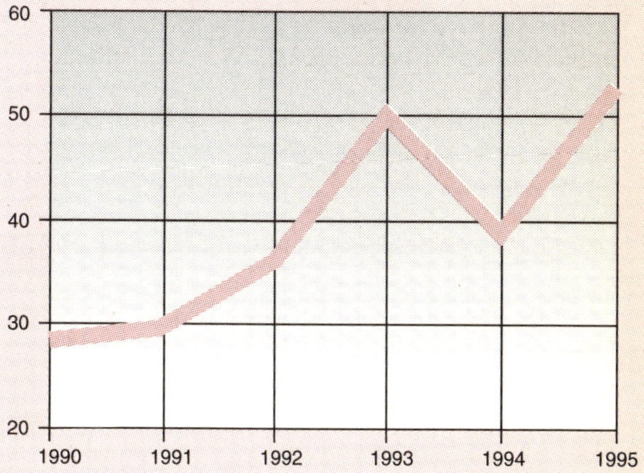

*1996: bis Juni ca. 50 Tote

Vermutete menschliche Prionen-Erkrankungen

Krankheit	Quelle	Verbreitung
Kuru	Infektion (wahrscheinlich über rituellen Kannibalismus, nur bis 1958)	Nur im Hochland von Papua-Neuguinea; seit 1975 sind etwa 2.600 Fälle bekannt
Creutzfeldt-Jakob-Krankheit	Meist unbekannt (sporadisch entstanden) 10 bis 15 Prozent aller Fälle durch eine vererbte Mutation im Gen Prion-Protein (prP) Selten eine Infektion infolge ärztlicher Behandlung	Sporadische Form: weltweit, einer unter einer Million Menschen Erbliche Form: etwa 100 betroffene Verwandtschaftskreise bekannt Infektiöse Form: etwa 80 Fälle bekannt
Gerstmann-Sträussler-Scheinker-Syndrom	Ererbte Mutation im PrP-Gen	Etwa 50 betroffene Verwandtschaftskreise bekannt
Letale Familiäre Insomnie	Ererbte Mutation im PrP-Gen	9 betroffene Verwandtschaftskreise bekannt

(GSS) und die erst kürzlich entdeckte Letale Familiäre Insomnie.

Eine mysteriöse Epidemie forderte beim Stamm der Fore im Hochland von Papua-Neuguinea in den fünfziger Jahren rund 250 Opfer pro Jahr. Betroffen waren überproportional viele Frauen. Als Anfangssymptome zeigten sich langsam fortschreitende Bewegungsstörungen. Im weiteren Verlauf kam es zum Tremor (Zittern) des gesamten Körpers, vor allem an Armen, Beinen und

Typische Symptome	Dauer vom Ausbruch bis zum Tod
Verlust der Bewegungskoordination, oft begleitet von Demenz (Geistesschwäche)	3 Monate bis 1 Jahr
Geistesschwäche mit anschließendem Verlust der Bewegungskoordination, gelegentlich auch in umgekehrter Reihenfolge	Zwischen einem Monat und mehr als 10 Jahren, typischerweise etwa 1 Jahr
Verlust der Bewegungskoordination, oft begleitet von Geistesschwäche	Typischerweise 2 bis 6 Jahre
Schlafschwierigkeiten und Störungen des vegetativen Nervensystems, begleitet von Schlaflosigkeit und Geistesschwäche	Typischerweise etwa 1 Jahr

Aufgrund ähnlicher Symptome kann man menschliche Prionen-Erkrankungen oft schwer voneinander unterscheiden. Sie alle bewirken geistigen und motorischen Verfall und brechen oft erst nach langen Inkubationszeiten von bis zu 30 Jahren aus.

dem Kopf. Drei bis zwölf Monate nach Ausbruch der Erkrankung trat der Tod ein. Die Eingeborenen nannten die Krankheit Kuru (lachender Tod).

Vincent Zigas vom Öffentlichen Gesundheitsdienst Australiens und der Amerikaner D. Carleton Gajdusek vom Nationalen Gesundheitsinstitut machten Kuru im Jahr 1957 erstmals publik. 1976 erhielt Gajdusek für die erfolgreiche Erforschung der rätselhaften Krankheit den Nobelpreis. Er hatte in den sechziger Jahren herausgefunden, daß eine Form von rituellem Kannibalismus die Seuche ausgelöst und aufrechterhalten hatte. Vor allem die Fore-Frauen (deshalb erkrankten auch so viele weibliche Stammesangehörige) beschmierten sich bei Trauerzeremonien mit den Gehirnen der Verstorbenen und infizierten sich auf diese Weise mit dem Erreger. Als diese Praktiken eingestellt wurden, nahm die Rate der Neuerkrankungen zusehends ab, wenngleich mit einer durch die lange Inkubationszeit bedingten Verzögerung.

Das Gerstmann-Sträussler-Scheinker-Syndrom beschrieben der Neurologe Joseph G. Gerstmann und seine Mitarbeiter im Jahr 1936. Die Krankheit wird im Gegensatz zur CJK offenbar nur vererbt, ähnelt ihr aber im Hinblick auf die Symptome.

Erst 1992 entdeckten Elio Lugaresi, Rosella Medori und Pierluigi Gambetti die Letale Familiäre Insomnie (tödliche familiäre Schlaflosigkeit). Wie GSS wird sie ausschließlich vererbt. Als spezifisches Symptom weist sie zunehmende Schlafstörungen auf. Die pathologischen Vorgänge und Veränderungen im Gehirn bei diesen beiden Krankheiten entsprechen denen bei CJK.

Im Tierversuch gelang es jedoch mittlerweile, die Übertragbarkeit von GSS nachzuweisen. Gajdusek, Colin L. Masters und Clarence J. Gibbs jr. übertrugen das Gerstmann-Sträussler-Scheinker-Syndrom von Menschen auf Affen. Ähnliches gelang japanischen Forschern, indem sie Mäuse mit der erblich bedingten Form der CJK infizierten.

3. Scrapie bei Schaf und Ziege

Schon vor rund 250 Jahren wurde das Auftreten dieser Gehirnerkrankung in England beobachtet. Man gab ihr den Namen Scrapie (von englisch »to scrape« – »kratzen«), weil sich erkrankte Tiere wegen des starken Juckreizes an Bäumen, Zäunen und ähnlichem reiben und sich dabei zum Teil das Fell bzw. die Wolle abscheuern. Die ebenfalls gebräuchliche Bezeichnung Traberkrankheit bezieht sich auf den oft schwankenden Gang der kranken Tiere, die ihren Bewegungsablauf nicht mehr koordinieren können. Die Franzosen nennen dieses Leiden »Tremblante du mouton« (Zitterkrankheit des Schafes). Nach einer Inkubationszeit von bis zu zwei Jahren zeigen sich folgende Symptome: starker Juckreiz, Schreckhaftigkeit, Zittern, Zähneknirschen, Koordinationsstörungen und zunehmende allgemeine Schwäche. Im Laufe der Erkrankung kommt es zu Abmagerung, Schlucklähmung und Festliegen; letzteres bedeutet, daß die Tiere nicht mehr aus eigener Kraft aufstehen können. Einige Monate nach Ausbruch der Krankheit verenden die Tiere. Scrapie wird vor allem in Großbritannien und auf Island beobachtet, tritt aber ebenso in zahlreichen anderen Ländern immer wieder auf. Im 19. Jahrhundert kam es auch in Deutschland zu Epidemien. 1990 registrierte man Scrapie erneut in Baden-Württemberg – seit Jahrzehnten zum ersten Mal im Bundesgebiet. Die Schafherde wurde getötet und unschädlich beseitigt. Vermutlich hatten aus England importierte Suffolkschafe die Krankheit eingeschleppt. 1991 erkrankten erneut Schafe in Deutschland, dieses Mal in Hessen. In Großbritannien starben 1993 rund 300 Schafe an Scrapie. Seit 1991 besteht für Scrapie in allen EG-Mitgliedstaaten Anzeigepflicht.

In der Regel wird der Erreger der Traberkrankheit horizontal, das heißt von Tier zu Tier übertragen. Vermutlich dringt er oral, über die Bindehaut der Augen oder über kleine Hautverletzungen in den Körper ein. Ob er auch über die Gebärmutter die Lämmer infizieren kann, ist noch unklar. Doch auch verseuchte Weiden stellen höchstwahrscheinlich eine Infektionsquelle dar. Schafe aus Scrapie-freien Beständen können sich auf kontaminierten Wiesen auch ein Jahr nach dem letzten Aufenthalt eines infizierten Tieres noch anstecken. Ein isländisch-amerikanisches Forscherteam fand vor kurzem heraus, daß Scrapie-Erreger auch durch Milben übertragen wird. Sollte sich dieses Ergebnis auf BSE übertragen lassen, wird die geplante Massenschlachtung der Rinder zur Ausrottung der Seuche nicht ausreichen. Alle Ställe und Weiden müßten dann von den Milben befreit werden, um die weitere Ansteckung mit BSE zu verhindern.

4. Infektiöse Hirnerkrankungen bei anderen Tieren

Von übertragbaren schwammartigen Erkrankungen des Gehirns ist eine ganze Reihe unterschiedlicher Tierarten betroffen. So wurde 1990 in England erstmals die Feline Spongiforme Enzephalopathie (FSE) bei Katzen beobachtet. Inzwischen hat man die typischen Hirndegenerationen bei etwa 60 gestorbenen Katzen nachgewiesen. Alle hatten sich durch kontaminiertes Dosenfutter infiziert. Seit längerem bekannt ist die Transmissible Mink Encephalopathie (TME), die übertragbare Gehirnerkrankung bei Zuchtnerzen. Erstmalig trat sie vor 45 Jahren auf und führte zu großen Verlusten in Nerzzuchtbetrieben in Amerika, Kanada, Finnland, Rußland und Deutschland. Ursache war die Verfütterung von Schlachtabfällen, die auch Teile von Scrapie-infizierten Schafen enthielten. Zu den weiteren Opfern einer schwammartigen Erkrankung des Gehirns zählten Elche und Großohrhirsche, die in Nordamerika in Menschenobhut lebten (Chronic wasting disease of captive mule deer and elk). Im Londoner Tierpark starben drei Kudu-Antilopen, die jedoch kein verseuchtes Futter erhalten hatten. In weiteren britischen Zoos verendeten Pumas, Strauße und ein Gepard. Forschern gelang es in experimentellen Laborversuchen, unter anderem ein Schwein, Mäuse, Hamster und Kapuzineraffen zu infizieren.

III. Die Suche nach dem Erreger

Trotz zahlloser Forschungsarbeiten ist es bisher nicht gelungen, die Erreger der übertragbaren Hirnerkrankungen bei Mensch und Tier in die Systematik der Mikrobiologie einzuordnen. Die genaue Struktur, die biochemische Zusammensetzung oder auch die Vermehrung der Krankheitserreger geben noch immer zahlreiche Rätsel auf. Die Wissenschaftler, die diese Rätsel lösen, werden mit Sicherheit zu ähnlicher Berühmtheit gelangen wie die Entdecker der HIV-Viren.

Bei der Traberkrankheit der Schafe weiß man seit 1936, daß sie durch eine Infektion hervorgerufen wird. Französische Tierärzte »impften« gesunde Schafe mit dem Rückenmark kranker Tiere. Mehr als ein Jahr später brach bei den Versuchstieren die Traberkrankheit aus und führte zum Tod. Frühere experimentelle Übertragungsversuche waren daran gescheitert, daß man die Beobachtung der »geimpften« Tiere zu früh abgebrochen hatte. Man hatte die Länge der Inkubationszeit unterschätzt. Der erfolgreiche Versuch der Franzosen beweist, daß es sich bei Scrapie tatsächlich um eine Infektionskrankheit handelt. Der Erreger siedelt sich offensichtlich im Zentralen Nervensystem (Gehirn und Rückenmark) an. 1954 führte der Isländer Björn Sigurdsson den Begriff »slow virus infection« (langsame Virusinfektion) ein. Er faßte damit eine ganze Reihe von Krankheiten zusammen, die durch eine sehr lange Inkubationszeit und langsam fortschreitende Schädigungen eines einzelnen Organs gekennzeichnet sind. Bei vielen dieser Infektionen ist mittlerweile der jeweilige Erreger identifiziert. Es handelt sich um klassische (»konventionelle«) Viren und Tumorviren. Um die noch unbekannten Erreger der übertragbaren Enzephalopathien davon abzugrenzen, bezeichnet man diese oft als »unkonventionelle« Erreger. Damit umschreiben die Wissenschaftler die einfache Tatsache, daß man sie noch nicht kennt.

1. Gesicherte Erkenntnisse

Im Laborversuch gelang bereits 1961 die Übertragung des Scrapie-Erregers auf Mäuse, Hamster, Nerze, Frettchen und Affen. Durch die Forschung mit infizierten Mäusen und Hamstern kam man den Eigenschaften des rätselhaften Erregers allmählich auf die Spur. Übliche Verfahren zur Abtötung von Krankheitskeimen können ihm nichts anhaben. Er übersteht Kochen und trockene Temperaturen bis zu 200 Grad Celsius und ist unempfindlich gegen Säuren, Laugen sowie UV-Bestrahlung. Auch eiweißabbauende Enzyme und Substanzen, die das Erbmaterial verändern, können die Infektionsfähigkeit des Erregers nicht abschwächen. Viele Desinfektionsmittel – zum Beispiel Formalin – bleiben ebenfalls wirkungslos. Trotz dieser hohen Widerstandsfähigkeit gibt es Methoden, den Erreger unschädlich zu machen. Eine 20minütige Hitzebehandlung bei 133 Grad Celsius und einem Druck von drei Bar übersteht er ebensowenig wie das halbstündige Einwirken von LpH, einem neuen Desinfektionsmittel.

Eine weitere heimtückische Eigenschaft der unkonventionellen Erreger macht es bis jetzt unmöglich, eine Infektion vor dem Ausbruch der Krankheit zu erkennen: Es werden keine spezifischen Antikörper gebildet. Das körpereigene Abwehrsystem reagiert also gar nicht auf den Erreger. Dies läßt sich allein dadurch erklären, daß das Immunsystem kein entsprechendes Antigen vorfindet. Es registriert also keine Fremdstoffe wie zum Beispiel körperfremdes Protein. Die fatale Folge: Der Körper setzt sich gegen den Eindringling nicht zur Wehr. Der Erreger kann sein Zerstörungswerk im Gehirn ungehindert ausführen.

Bis jetzt ist es noch nicht gelungen, die unkonventionellen Erreger zuverlässig in Zellkulturen zu züchten. Daher müssen zur weiteren Erforschung ihrer Eigenschaften nach wie vor Versuchstiere, in aller Regel Mäuse und Hamster, zur Vermehrung der Erreger infiziert werden. Mäuse lassen sich durch Fütterung mit erregerhaltigem Material anstecken, ebenso durch die Injektion des Erregers ins Gehirn oder, bei der Scrapie, in die Bindehaut. Dabei genügte bei der Verabreichung ins Gehirn eine viel kleinere Erregerzahl. Durch die Tierversuche konnte nachgewiesen werden, daß der Scrapie-Erreger beim Schaf ebenfalls in Lymphknoten, Milz und Magen-Darm-Trakt in hoher Konzentration vorkommt. Auch bei Mäusen breitet er sich nach der Injektion ins Gehirn im gesamten Körper aus. Mittlerweile ist bekannt, daß mehr als 20 biologisch unterschiedliche Stämme des Scrapie-Erregers existieren. Einer davon scheint mit dem BSE-Erreger identisch zu sein.

2. Hypothesen über die Art des Erregers: Prion, Virus oder Virino?

In der Mikrobiologie gibt es, wie in jedem naturwissenschaftlichen Gebiet, scheinbar unumstößliche Grundgesetze. Eines davon besagt, daß Leben ohne genetische Information über sich selbst nicht vorstellbar ist. Der genetische Code, gespeichert in der Nukleinsäure, bildet die Voraussetzung für die Vermehrung eines Lebewesens. Vermehrung wiederum ist eines der Kennzeichen von Leben. Schon die Viren ließen sich nach ihrer Entdeckung nur noch schwer mit dem Begriff Leben in Einklang bringen, da bis dahin die Zelle als kleinstmögliche Einheit eines Lebewesens gegolten hatte. Viren sind jedoch in ihren Bestandteilen so begrenzt, daß sie sich nicht selbständig vermehren können. Man ordnete sie daher in den Grenzbereich zwischen »belebt« und »unbelebt« ein. Als Lebewesen werden sie strenggenommen nur angesehen, solange sie sich innerhalb einer Wirtszelle befinden, mit deren Hilfe sie sich vermehren. Außerhalb einer Zelle bleiben sie dagegen biologisch inaktiv und entsprechen deshalb laut Definition genausowenig einem Lebewesen wie etwa ein Proteinmolekül. In jüngerer Zeit wurde die anerkannte Definition von Leben auf eine noch härtere Probe gestellt. Die Viroide (wörtlich übersetzt: Virusartige) wurden als Infektionserreger bei Pflanzen entdeckt. Noch einfacher aufgebaut als Viren, besitzen sie nicht einmal eine schützende Proteinhülle. Sie bestehen also lediglich aus nackter Erbsubstanz.

Als bisher unbekanntes neues infektiöses Prinzip werden die sogenannten Prionen diskutiert. Die Interpretation bisheriger wissenschaftlicher Daten deutet darauf hin, daß die infektiöse Form der Prionen (CJK/BSE-Erreger) durch Transformation der nicht infektiösen Form körpereigener Prionen gebildet wird und diese völlig verdrängt. Viele Wissenschaftler favorisieren Prionen als mögliche Erreger der infektiösen Enzephalopathien.

Der englische Molekularbiologe J. S. Griffith zog die Prionen-Theorie 1982 zum erstenmal in Erwägung. Weiterentwickelt hat sie in den folgenden Jahren aber der kalifornische Wissenschaftler Stanley B. Prusiner, der heute weltweit führende Prionen-Forscher. Bereits 1974 begann Prusiner mit seinem Vorhaben, den Scrapie-Erreger in möglichst reiner Form zu gewinnen. Acht Jahre später isolierte er das gewünschte Material aus den Gehirnen experimentell infizierter Hamster. Seine Erreger-Extrakte blieben auch nach Einwirken von nukleinsäureschädigenden Substanzen infektiös. Die Ansteckungsfähigkeit nahm jedoch ab, wenn chemische Verbindungen zum Abbau von Proteinen zugegeben wurden. Aus diesen Ergebnissen folgerte Prusiner, daß der entscheidende Bestandteil seiner infektiösen Hirnextrakte aus Eiweißen bestehen müsse. Der Scrapie-Erreger enthielt eine einzige Sorte Protein, Prusiner nannte es Prion-Protein (PrP). Zusammen mit anderen Forscherteams gelang es, die chemische Struktur des PrP teilweise zu entschlüsseln. Der Züricher Prionenforscher Charles Weissmann wies 1985 nach, daß ein Gen der Hamsterzellen ebenfalls den PrP-Bauplan enthält. Ein solches Gen fand man in der Folgezeit bei allen anderen untersuchten Tierarten und auch beim Menschen. Selbst gesunde Menschen und Tiere produzieren also in ihren Zellen PrP. Dafür gibt es zwei mögliche Erklärungen:

1. Prione sind keine Krankheitserreger.
2. Es gibt eine krankheitsauslösende Abart des PrP.

Prusiner entschied sich für die zweite Möglichkeit. Eine Entdeckung bei einem Patienten, der am Gerstmann-Sträussler-Scheinker-Syndrom erkrankt war, brachte den ersten Hinweis für die Gültigkeit von Prusiners Annahme. Das PrP-Gen des todkranken Mannes unterschied sich vom gleichen Gen gesunder Menschen. Eines von über 750 Basenpaaren war verändert, eine sogenannte Punktmutation. Die Reihenfolge der Basenpaare im Doppelstrang des DNS-Moleküls (Träger der Erbinformation) bestimmt, welche Aminosäuren in ein Protein eingebaut werden. Dies bildet die Grundlage des genetischen Codes, wobei jeweils drei Basen für eine Aminosäure stehen. Der Austausch einer Base (und ihres Gegenstücks auf dem zweiten DNS-Strang) bewirkt den Austausch einer Aminosäure im Protein, das der Körper herstellt. Der chemische Aufbau des Proteins wird damit um eine Winzigkeit verändert. Und genau das war bei dem untersuchten Patienten geschehen. Mehr noch: Eine Reihe von Menschen mit der gleichen Erkrankung wiesen das gleiche mutierte Gen auf. Prusiner unterschied jetzt zwei Formen von PrP. Das zelluläre PrP, das bei allen Menschen und Tieren zu finden ist, und das Scrapie-PrP, das nur bei Erkrankten vorkommt. Versuche mit Mäusen stützten diese Hypothese. Wurde das mutierte PrP-Gen in Mäuse-Embryonen eingeschleust, so erkrankten diese Tiere. Mit ihrem Hirngewebe wiederum ließ sich bei anderen Mäusen ebenfalls eine Erkrankung auslösen. Kompliziert an Prusiners Theorie ist, daß das »normale« (zelluläre) und das »krankmachende« PrP (also das Scrapie-PrP) außer bei den vererbten Prionen-Erkrankungen chemisch völlig identisch sind. Daher stellte er die Hypothese auf, daß sich diese Proteine nicht in ihrer chemischen, sondern in ihrer räumlichen Struktur unterscheiden.

Zelluläres PrP ist schraubenförmig (helikal) gewunden, während Scrapie-PrP eine eher gestreckte Form (eine sogenannte Faltblattstruktur) aufweist. Um sich zu vermehren, muß das Scrapie-PrP das normale PrP auf irgendeine Weise dazu bringen, die gestreckte räumliche Form einzunehmen. Die Mechanismen dafür sind aber noch nicht geklärt. Bewiesenermaßen ist allerdings diese Gestaltänderung grundsätzlich möglich. Prusiner nimmt an, daß das chemisch veränderte Protein bei den vererbten Prionen-Erkrankungen leichter in die Faltblatt-Form übergehen kann als das normale PrP. Dies würde die Häufung der Krankheit in den betroffenen Familien erklären. Die Schädigung der Nervenzellen führt er darauf zurück, daß das Scrapie-PrP im Gegensatz zum normalen PrP nachweislich viel schwerer abbaubar ist.

Die gefaltete PrP-Form besitzt die Eigenschaft, sich zu verklumpen. Die bereits angesprochenen amyloiden Ablagerungen bestehen aus diesen Proteinklumpen. Sie führen schließlich zum Untergang der Zellen.

Rein theoretisch reicht bei der Prionen-Hypothese ein einziges Molekül Scrapie-PrP aus, um die Krankheit auszulösen. Die Inkubationszeit wäre dann natürlich extrem verlängert, da die Proteinumwandlung nur sehr langsam in Gang käme.

Es ist seit längerem bekannt, daß bei Scrapie verschiedene Erreger-Stämme vorkommen, die auch unterschiedliche Symptome hervorrufen. Prusiner stellt sich daher vor, daß die Prionen neben den zwei bekannten (schraubig und gefaltet) auch noch andere Formen einnehmen können. Je nach ihrer räumlichen Gestalt nisten sich die Prionen dann in andere Hirnregionen ein und führen zu einer unterschiedlichen Ausprägung der Krankheitssymptome. Wenn Prusiners Hypothese stimmt, müssen Prionen wahre Verwandlungskünstler sein.

Ob ein und dasselbe Prion verschiedene Tierarten infizieren kann, hängt laut Prusiner von der Abfolge der Aminosäuren ab. Je ähnlicher die Sequenz der Proteinbausteine ist, desto leichter kann das infektiöse Prion zur Gestaltänderung des körpereigenen zellulären Proteins führen. So unterscheiden sich die Proteine bei Schafen und Rindern nur in sieben Positionen. Rind und Mensch dagegen differieren in über 30 Positionen. Allerdings gibt es Hinweise darauf, daß für die Umwandlung des zellulären PrP nicht alle Positionen die gleiche Bedeutung besitzen. Entscheidend für die Infektion einer anderen Spezies scheint zu sein, daß ganz bestimmte Teile der Proteine möglichst genau übereinstimmen.

Die Prionen-Theorie hat mittlerweile unter den Experten die meisten Anhänger. Konservative Wissenschaftler lehnen sie jedoch nach wie vor ab. Diese Skepsis ist durchaus begründet, denn noch konnte Prusiner seine ausgefeilte, hochkomplizierte Theorie in vielen Punkten nicht beweisen. Infektionserreger ohne eigene Erbsubstanz stellen die Gesetze der Mikrobiologie in Frage. Zudem läßt sich das Auftreten von mehreren Erregerstämmen bei Scrapie mit der Prionen-Theorie nur unzureichend erklären.

Die Anhänger der Virus-Hypothese vertreten die Meinung, daß ein konventionelles Virus die spongiformen Enzephalopathien auslöst. Prof. Heino Diringer vom Robert-Koch-Institut in Berlin ist seit 1985 einer der führenden Vertreter dieser Hypothese. Danach handelt es sich bei dem gesuchten Erreger um ein klassisches Virus mit verschiedenen Stämmen. Es wird oral aufgenommen, breitet sich im Körper aus und wandert über die Nervenbahnen ins Gehirn (vergleichbar dem Tollwutvirus). Ein Gen des Wirts bestimmt den Krankheitsverlauf. Viele der nachfolgenden Forschungsergebnisse, die Prusiner in seine Prionen-Theorie aufgenommen hat, lassen sich auch mit der Virus-Hypothese erklären. Das vom Wirt produzierte Protein ist demnach ein Virusrezeptor auf der Oberfläche der Nervenzellen (bei Prusiner das PrP). Das pathologische Produkt dieses Proteins sind die amyloiden Ablagerungen (bei Prusiner das Scrapie-PrP), welche unter dem Einfluß der Virusvermehrung entstehen. Zusammen mit anderen Forschern entdeckte Diringer Anfang 1995 bei elektronenmikroskopischen Untersuchungen Strukturen, bei denen es sich um die vermuteten Viren handeln könnte. Diese Strukturen findet er sowohl bei Scrapie-infizierten Hamstern als auch bei der CJK. Diese virusartigen Partikel sind allerdings sehr viel kleiner als klassische Viren.

Nachweis von Nukleinsäuren

Der Düsseldorfer Mikrobiologe Detlev Riesner kann Nukleinsäure-Moleküle bis zu einer Größe von 100 Nukleotiden, den Untereinheiten von DNS und RNS, nachweisen. Viren mit noch weniger Erbsubstanz sind aber kaum vorstellbar. Zum Vergleich: Kleine Viren enthalten mehrere 1.000 Nukleotide, Viroide 300. Ein durchschnittliches Gen besteht aus 1.000 Nukleotiden. Riesner untersuchte auf diese Weise Gehirne von BSE-Rindern und fand trotz modernster Nachweismethode keine Nukleinsäure.

Die sogenannte Virino-Hypothese vermutet als Erreger eine infektiöse Nukleinsäure, die sich das Amyloid des Wirts als Hülle aneignet. Somit ist ein Virino eine Art Mischung aus Virus und Viroid. Letztere besitzen grundsätzlich keine Proteinhülle. Die Struktur der Virinos ist der einzige Unterschied zur Virushypothese. Formuliert wurde sie von Alan Dickinson vom Institut für Tiergesundheit in Edinburgh. Im Vergleich zur Prionen-Theorie haben Virus- und Virino-Hypothese den Vorteil, daß sie relativ einfach und mit den anerkannten Gesetzen der Mikrobiologie zu vereinbaren sind. Doch auch hier gibt es noch zahlreiche Ungereimtheiten: Gegen die Virus-Hypothese spricht, daß der Körper keine Immunantwort zeigt. Schließlich schleust ein Virus fremdes Eiweiß in den Organismus ein, das dieser als solches erkennen müßte. Zudem konnte bis jetzt keinerlei Nukleinsäure des Erregers aufgespürt werden.

Einen völlig anderen Verdacht im Hinblick auf die Entstehung von BSE machte der Biofarmer Mark Purdey publik. Pestizide auf Organophosphat-Basis sollen die Seuche verursacht haben. Sie wurden in Großbritannien in großem Stil zur Bekämpfung der Dasselfliege eingesetzt. Diese Parasiten befallen neben Rindern auch Schafe (je nach Gattung der Dasselfliegen). Die Fliegen legen ihre Eier ab, die Larven schlüpfen nach einigen Tagen und bohren sich in die Haut des Rinds. Je nach Gattung wandern die Larven auf unterschiedlichen Wegen durch den Körper des Rinds, ehe sie gut ein halbes Jahr später wieder die Haut erreichen. Am Rücken und in der Lendengegend bilden sich Beulen, die aufplatzen und die entwickelte Larve freigeben. Der Befall mit Dasselfliegen führt zu Leistungsminderung, Entzündungen und Abszessen sowie Fleisch- und Leberschäden. Purdey stützt seinen Verdacht darauf, daß BSE-Fälle vorwiegend in Gegenden auftraten, in denen die Bauern nach gesetzlicher Verordnung zweimal jährlich ihre Rinder mit den Pestiziden besprühen mußten. Der Farmer geht davon aus, daß die Pestizide eine Schwächung des Immunsystems bewirkten. Erst dadurch sei die latente Infektion ausgebrochen. In den Jahren 1989 bis 1991 wurden drei Pestizid-Präparate vom Markt genommen. Dies führte zu einigen Spekulationen über angebliche Versuche der britischen Regierung, einen Skandal zu vertuschen. Bisher vorliegende Studienergebnisse schließen einen solchen Zusammenhang allerdings aus.

Welche der Hypothesen sich am Ende bestätigen wird, ist bis jetzt noch offen. Die ungewöhnlichen Eigenschaften des Erregers lassen noch manche Überraschung erwarten.

IV. BSE – Wie groß ist die Gefahr für den Menschen?

Die Weltgesundheitsorganisation erklärte im Mai 1995, daß BSE auf alle Säugetiere einschließlich dem Menschen übertragen werden könne. Das Bundesinstitut für gesundheitlichen Verbraucherschutz und Veterinärmedizin empfahl in einer Pressemitteilung vom 21. März 1996, auf den Verzehr von Fleisch und Fleischprodukten mit unsicherer Herkunft zu verzichten. Der Mikrobiologe Richard Lacey sprach Ende April 1996 von einer Epidemie, die bereits eingesetzt habe. Nachdem das beratende Expertengremium der britischen Regierung SEAC (Spongiform Encephalopathy Advisory Committee) am 20. März 1996 in einer Stellungnahme die Übertragbarkeit der BSE auf den Menschen für wahrscheinlich erklärt hat, sind kaum noch Zweifel möglich: Der Rinderwahnsinn kann jeden Menschen betreffen.

1. Vom Tier auf den Menschen übertragbare Krankheiten

Alle Krankheiten und Infektionen, die auf natürlichem Wege zwischen Wirbeltieren übertragen werden, bezeichnet man als Zoonosen (Definition der Weltgesundheitsorganisation von 1958). Die vielzitierte Artenbarriere verhindert zwar, daß ein Erreger von einer Spezies auf eine andere übergeht, doch es existiert eine Reihe von Ausnahmen. Nicht immer sind Mikroorganismen und andere Krankheitserreger so spezialisiert, daß sie sich nur in einem bestimmten Wirt vermehren könnten. Bakterien und vor allem Viren verfügen über eine unglaubliche Wandlungs- und Anpassungsfähigkeit. Ihr einfacher Aufbau verschafft ihnen dabei entscheidende Vorteile. Mutationen, also Veränderungen im Erbgut,

Ursache und Verbreitung von BSE

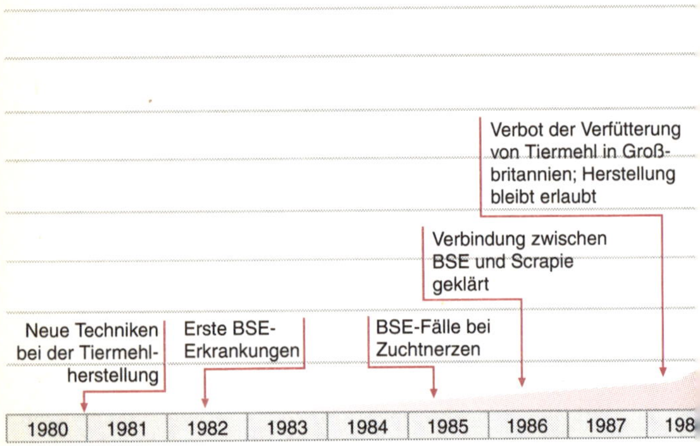

sind sehr häufig. Dies führt dazu, daß sich die Eigenschaften der Erreger manchmal sehr schnell verändern und schon aus diesem Grund ein Durchbrechen der Artenbarriere niemals vollständig ausgeschlossen bleibt. Beispiele für Zoonosen durch Viren und Bakterien sind:

- Tollwut: Fast alle Säugetiere, Vögel und der Mensch sind betroffen. Das Virus wird durch Biß übertragen und führt bei zu später Behandlung auch beim Menschen zum Tode. Bei Tieren ist eine Therapie verboten.
- Brucellose: Sie wird durch Bakterien verursacht. Bei Tieren führt sie oft zu Aborten. Die Übertragung auf den Menschen erfolgt vor allem durch den Genuß von Rohmilch und Rohmilchprodukten (Schaf- und Ziegenkäse) sowie durch direkten Kontakt. Beim Men-

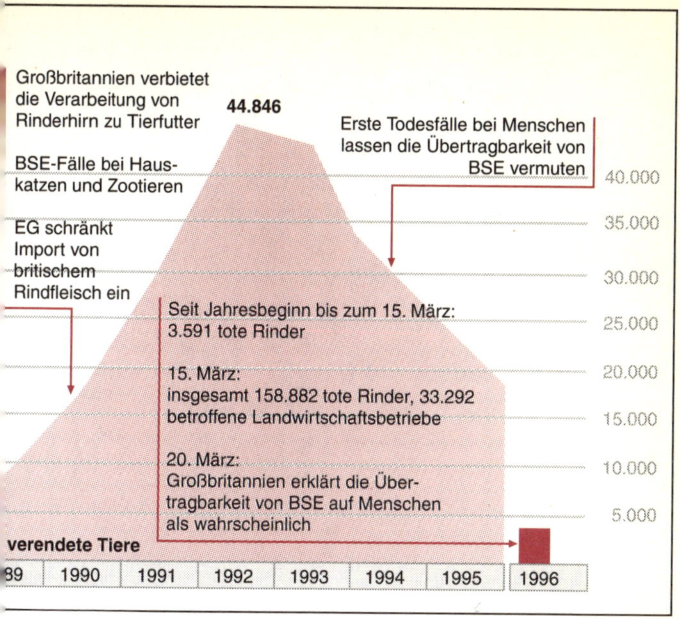

schen rufen die Bakterien die Bang'sche Krankheit hervor. Symptome sind Fieber und die Entzündungen innerer Organe, die schließlich mit dem Tod des Patienten enden können. In den Mittelmeerländern kommt die Brucellose noch gehäuft vor.

- Leptospirose: Sie wird ebenfalls durch Bakterien hervorgerufen. Ansteckungsgefahr für den Menschen besteht vor allem beim Kontakt mit infizierten Hunden und Schweinen. Die sogenannte Weil'sche Krankheit bei Hunden und Menschen führt zu hohem Fieber, Gelbsucht sowie Nierenentzündung und kann tödlich enden. Bei Infektionen über das Schwein (Schweinehüterkrankheit) verlaufen die Symptome weniger dramatisch.
- Milzbrand: Die Milzbrandbakterien kommen als Sporen (Dauerform) im Boden vor, wo sie jahrzehntelang

infektionsfähig bleiben. Pflanzenfresser nehmen die Sporen mit der Nahrung auf. Im Körper führen die Erreger durch ein Toxin (Giftstoff) zu schwersten Organschäden und sehr oft zum Tod. Den Namen erhielt die Krankheit, weil sie die Milz stark anschwellen läßt und schwarz-braun verfärbt. Menschen infizieren sich zu 95 Prozent über Hautwunden (Hautmilzbrand). Gefährdet sind Berufsgruppen, die mit infizierten Tieren oder sporenhaltigen tierischen Rohstoffen in Kontakt kommen, also Tierärzte, Landwirte, Schlachter, Abdecker usw.

Auch über sporenhaltige Nahrungsmittel (Darmmilzbrand) und Staub (Lungenmilzbrand, in jedem Fall tödlich) ist die Ansteckung möglich. Die Krankheit kommt weltweit vor, heute am häufigsten in Nah- und Fernost, in Mitteleuropa wegen der Tierseuchenbekämpfung nur noch sehr selten. In Deutschland wurde die Schlachtung kranker oder verdächtiger Tiere verboten. Sie müssen unschädlich beseitigt werden. Wegen der Gefährlichkeit des Erregers ist auch das Abhäuten dieser Tiere untersagt.

- Salmonellose: Bakterien, bei denen mehr als 2.000 Arten, Serotypen genannt, beschrieben sind, rufen die Salmonellose hervor. Nutztiere sind oft latent infiziert, zeigen also keine Krankheitssymptome. Ansteckungsgefahr für den Menschen besteht durch den Verzehr salmonellenhaltiger Nahrungsmittel (Fleisch, Eier, Milch, Milchprodukte usw.) oder bei ungenügender Küchenhygiene.

  Eine Infektion durch Kontakt mit infizierten Tieren ist eher selten. Erkrankungssymptome sind Erbrechen, Durchfall und Magenschmerzen. Schwere Fälle mit Herz-Kreislauf-Schwäche können vor allem bei Kleinkindern und älteren Menschen tödlich enden. Weltweit vermutet man fünf Millionen Todesfälle durch Salmonellose pro Jahr.

Das Wissen über das Vorkommen von Viren in tierischen Lebensmitteln und dadurch ausgelöste Zoonosen ist noch bruchstückhaft. Viren lassen sich viel schwerer nachweisen als Bakterien und können daher bei den routinemäßigen Lebensmitteluntersuchungen nicht festgestellt werden. Man nimmt allgemein an, daß deswegen viele virusbedingte Zoonosen unerkannt bleiben.

2. BSE-bedingte CJK-Erkrankungen: Ein Verdacht wird zur Gewißheit

Auch wenn der endgültige wissenschaftliche Beweis noch nicht erbracht ist, muß nach den Erkenntnissen britischer CJK-Forscher die Rinderkrankheit BSE als neue Zoonose betrachtet werden. Ganz offensichtlich ließen im Frühjahr 1996 die Befunde am staatlichen Überwachungszentrum für CJK in Edinburgh keinen anderen Ausweg mehr zu. Zehn neue Todesfälle versetzten die Experten in höchste Alarmbereitschaft. Das Durchschnittsalter dieser Verstorbenen betrug 27 Jahre. Allein dieser Umstand ist sehr beunruhigend, betrifft die klassische CJK-Erkrankung doch normalerweise Menschen im Alter von etwa 60 Jahren. Doch es existieren weitere Abweichungen von der typischen CJK. Die Krankheit dauert mit ein bis zwei Jahren etwa doppelt so lang wie im klassischen Fall. Auch die Symptome sind merkwürdig: Die Ärzte registrieren Depressionen, aggressive und paranoide Stimmungen sowie Halluzinationen. Die CJK-typischen Abweichungen bei EEG-Untersuchungen bleiben aus. Vor allem aber ergeben Gewebeuntersuchungen der Gehirne untypische Befunde. Stets treten amyloide Plaques, also großflächige Verklumpungen aus Proteinen, auf, während normalerweise bei CJK das Amyloid fein im Hirngewebe verteilt vorliegt.

Als den 13 Mitgliedern des SEAC diese Ergebnisse am 8. März unterbreitet wurden, konnte die britische Regierung ihre Beschwichtigungstaktik nicht mehr länger durchhalten. Die Befürchtung, daß diese zehn Todesfälle erst den Anfang einer unheilvollen Entwicklung darstellen, scheint sich seither zu bestätigen. Die Liste der Opfer wird immer länger. Der SEAC-Vorsitzende John Pattison mußte zwei weitere Verdachtsfälle eingestehen. Wenige Tage später bestätigte ein Neuropathologe, daß sich bei ihm ein 29jähriger CJK-Patient in Behandlung befindet. Ende April wurde die Erkrankung einer erst 15jährigen Schottin bekannt.

In den Jahren 1992 bis 1994 befanden sich zehn britische Landwirte unter den CJK-Opfern, von Oktober 1993 bis Oktober 1994 brach die tückische Krankheit bei sechs deutschen Bauern aus. Noch sind diese Fallzahlen für eine aussagekräftige Statistik unzureichend. Man muß jedoch stets die Inkubationszeit von mindestens zehn Jahren in die Rechnung einbeziehen. Dies bedeutet, daß sich diese Menschen zu einer Zeit angesteckt haben, als erst wenige BSE-Fälle aufgetreten waren. Die aktuelle Frage lautet nicht mehr, ob sich der Mensch mit dem Erreger des Rinderwahnsinns infizieren kann. Vielmehr gilt es abzuklären, welche Erregermenge dazu nötig ist, denn davon hängt die Zahl der zu erwartenden Erkrankungen ab.

3. Mögliche Übertragungswege

Die Verbraucher sind verständlicherweise sehr verunsichert. Daran können auch die massiven Werbekampagnen der CMA (Centrale Marketingorganisation der deutschen Agrarwirtschaft) nichts ändern. Auf zahllosen Plakatwänden läßt sie verkünden: »Fleisch aus deutschen Landen können Sie vertrauen.« Doch weshalb sollte man diesen Slogans Glauben schenken? Es ist noch nicht lange her, daß selbst britisches Rindfleisch von offizieller Seite für völlig unbedenklich erklärt wurde. Eine große Zahl verschiedenster Produkte ist in Verdacht geraten, den BSE-Erreger zu verbreiten. Obwohl die wissenschaftlichen Kenntnisse noch große Lücken aufweisen, läßt sich das Ansteckungspotential der betreffenden Erzeugnisse doch bereits abschätzen.

Wegen der vielfältigen Verwendungsmöglichkeiten tierischer Gewebe können nur Experten überblicken, welche Produkte Teile von Rindern enthalten. Kaum jemand war sich vor der heutigen bedrohlichen Entwicklung bewußt, daß zahlreiche Arzneimittel, Kosmetika oder auch Gelatine Rinderteile enthalten. Vom Lippenstift bis zum Gummibärchen – überall droht der Kontakt mit den tödlichen BSE-Erregern.

Die Regierungsberater des SEAC beklagen den unzureichenden Kenntnisstand über das Ansteckungspotential verschiedener Rindergewebsformen Man weiß nämlich meistens nicht, wo in den infizierten Rindern sich wie viele Erreger befinden. Unstrittig ist jedoch, daß es sich bei Gehirn und Rückenmark um die am stärksten befallenen Körperteile handelt. Auch die übrigen Nervengewebe, das Lymphgewebe, die Milz, die Thymusdrüse (Bries) und der Magen-Darm-Trakt enthalten hohe Konzentrationen des Erregers. Über den Befall von Muskelfleisch weiß man noch relativ wenig. Doch dessen ungeachtet wird die Unbedenklichkeit von Fleisch immer wieder betont. Nicht nur Anatomie-Experten wissen aber, daß Fleisch niemals frei von Nerven- und Lymphgewebe ist. Das Deutsche Lebensmittelbuch definiert in seinen Leitsätzen Fleisch als »Skelettmuskulatur mit eingelagerten Lymphknoten und Nerven«. Zudem weiß man, daß bei BSE auch die peripheren Nerven, das heißt Nerven, die Muskulatur und innere Organe mit dem Gehirn verbinden, erhebliche Erregermengen aufweisen. Daher kann nach heutigem Wissen Fleisch von infizierten Rindern keinesfalls als unbedenklich oder sicher eingestuft werden. Während der Inkubationszeit lassen sich infizierte und nicht-infizierte Tiere durch nichts unterscheiden. Rindfleisch aus Ländern, in denen der Rinderwahnsinn bei einheimischen Tieren vorkommt, nämlich in Großbritannien und der Schweiz, kann daher keinesfalls ohne Risiko gegessen werden. So lange in anderen Ländern, speziell in Deutschland, keine BSE-Fälle bei einheimischen Rindern vorkommen, muß deren Fleisch vorerst als sicher gelten. Doch es kann niemand garantieren, daß dies auch in Zukunft so bleiben wird.

Bei den Fleischerzeugnissen gestaltet sich die Sache schon komplizierter. Allgemein versteht man darunter Lebensmittel, die ausschließlich oder überwiegend aus Fleisch bestehen. Der Begriff »überwiegend« läßt sich fast beliebig interpretieren, wie ein Blick in die sogenannten »Leitsätze für Fleisch und Fleischerzeugnisse« des Deutschen Lebensmittelbuches zeigt. Diese legen für Wurstsorten und Hackfleischprodukte genau fest, welches Gewebe zu verwenden ist, welche besonderen Merkmale zu beachten sind und welche Analysewerte bei chemischen und histologischen Untersuchungen erreicht werden müssen. Außerdem gibt es exakte Definitionen aller nur denkbaren Fleischzubereitungen, vom »Wiener Schnitzel« bis zum »Ragout«. Zahlreiche Einzelheiten sind nicht gerade appetitanregend. So dürfen zum Beispiel »Kochstreichwürste« aus Schweine-, Kalb- und Geflügelfleisch, Schweinemasken (Teile der enthaarten Kopfhaut des Schweins), Flomen (Bauchhöhlenfett vom Schwein), Geflügelfett, Schweine-, Kalbs- und Geflügelleber, Herz, Lunge, Niere, Milz und Kalbsgekröse bestehen. Zur Verdeutlichung: Gekröse sind, anatomisch betrachtet, Bindegewebshäute, die Magen und Darm in der Bauchhöhle befestigen. Diese Häute beinhalten auch Blut- und Lymphgefäße sowie Nerven für den Magen-Darm-Trakt. Bei der Wurstherstellung versteht man unter Gekröse den gesamten Darm von

Kälbern unter 100 Kilogramm Lebendgewicht einschließlich anatomischem Gekröse. Einzige Einschränkung gemäß den »Leitsätzen«: Der Blinddarm darf nicht in die Wurst. Kochstreichwurst von einfacher Qualität enthält neben Fleisch, Leber und Fett überwiegend Innereien, Schwarten (Teile der enthaarten Schweinehaut) und Sehnen. Ein weiteres Beispiel: Bei der Herstellung von Blutwürsten verwendet man, wie der Name schon sagt, das farbgebende Ausgangsmaterial Blut. Die übrigen Zutaten sind fettgewebereiches Schweinefleisch, Schweinemasken, Eisbeine, Zungen, Speck, Schwarten, Bindegewebe, Leber, Niere, Lunge, Herz und Euter. In Brühwürsten, Frühstücksfleisch und Pasteten dürfen bis zu zehn Prozent (bezogen auf die Fleisch- und Fettmenge) Blutplasma von Rind und Schwein vorkommen. Außerdem ist es erlaubt, Brühwürsten und Frühstücksfleisch Fremdeiweiß, beispielsweise bis zu drei Prozent Eiklar, zuzusetzen. Viele Wurstsorten werden in Naturdärme von Rindern und Schweinen gefüllt. Soweit nicht anders festgelegt, lassen sich Rind- und Schweinefleisch gegeneinander austauschen. Im übrigen handelt es sich bei den »Leitsätzen für Fleisch und Fleischerzeugnisse« nicht etwa um verbindliche Vorschriften, sondern lediglich um Empfehlungen für die Hersteller.

Für die Wurstproduktion werden in Deutschland 60 Prozent des Schweine- und 35 Prozent des Rindfleischs benötigt, insgesamt 2,4 Millionen Tonnen. Etwa 80 Wurstsorten enthalten Innereien. 360.000 Tonnen Innereien wanderten 1995 in die Mägen der deutschen Verbraucher. Aus Großbritannien importierte Deutschland in den Jahren 1985 bis 1989 rund 40.000 Tonnen Rindfleisch auf direktem Weg. Auf Umwegen über andere EG-Staaten gelangte darüber hinaus eine nicht mehr zu ermittelnde Menge britisches Rindfleisch zu uns. Wohlgemerkt: In diesen Jahren existierte noch kein Exportverbot für britisches Rinderhirn und -rückenmark.

Britische Exporte von Rindern, Fleisch und Fleischprodukten weltweit

Januar bis November 1993

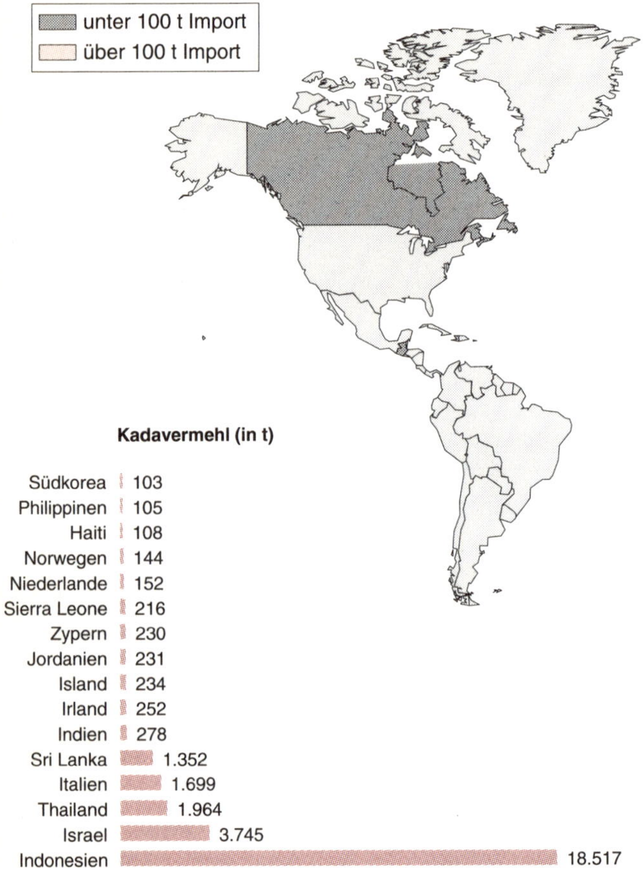

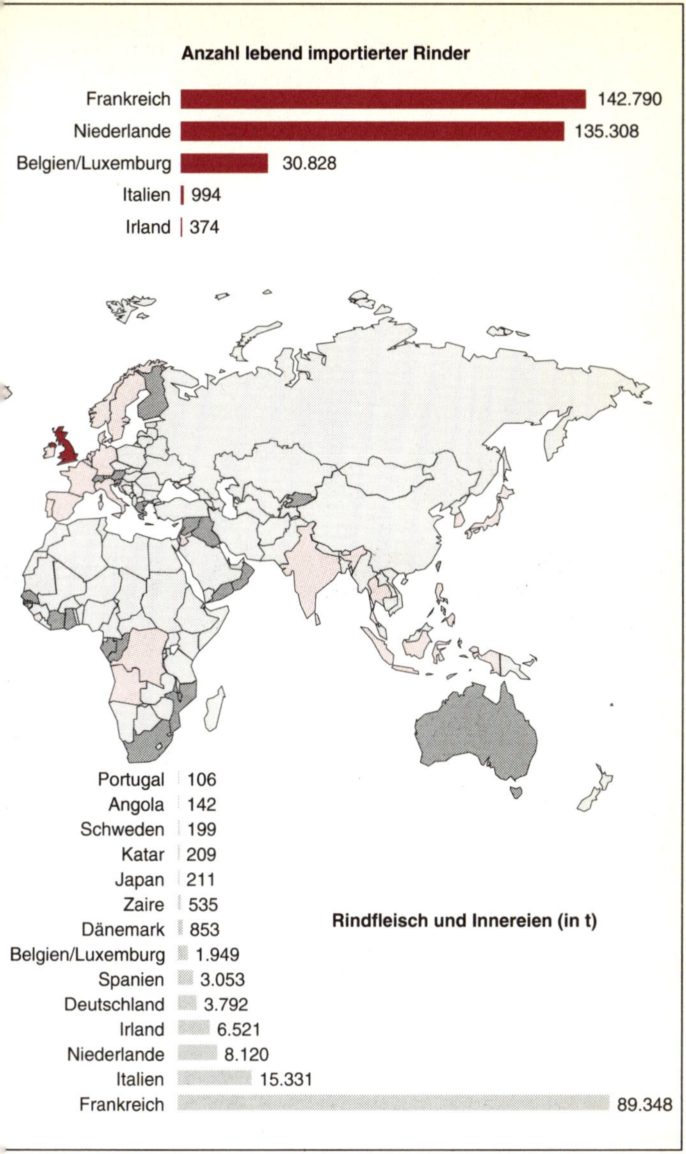
Anzahl lebend importierter Rinder
Frankreich 142.790
Niederlande 135.308
Belgien/Luxemburg 30.828
Italien 994
Irland 374
Portugal 106
Angola 142
Schweden 199
Katar 209
Japan 211
Zaire 535
Dänemark 853
Belgien/Luxemburg 1.949
Spanien 3.053
Deutschland 3.792
Irland 6.521
Niederlande 8.120
Italien 15.331
Frankreich 89.348
Rindfleisch und Innereien (in t)

Ein Herkunftsnachweis wie bei Fleisch kann bei Wurst in vielen Fällen nicht geführt werden. Dies gilt auch für Rindfleisch-Fertiggerichte. Aus all diesen Gründen ist der Verzehr von Wurst wesentlich problematischer als der von Fleisch. Experten raten bei bestimmten Sorten zu besonderer Vorsicht. Ganz besonders trifft das auf Wurst zu, die Hirn (auch Kalbshirn) und Rückenmark enthält. Dazu zählt auf jeden Fall die Hirnwurst. Milzwurst, die auch Bries beinhalten kann, oder italienische Mortadella, die bei entsprechender Kennzeichnung (»mit Innereien«) unter Zugabe von Pansen hergestellt werden darf, sind auch nicht bedenkenlos zu empfehlen. Grundsätzlich gilt: Ein vertrauenswürdiger Metzger wird bereitwillig darüber Auskunft geben, welche Zutaten er verwendet. Wer sich schützen will, muß bei sorgfältiger Auswahl nicht völlig auf Wurst verzichten. Solange es sich nicht um britische Zutaten handelt, dürfte eigentlich keine Gefahr bestehen. Es gelten die gleichen Vorsichtsmaßnahmen wie bei Fleisch. Da nicht mit absoluter Sicherheit ausgeschlossen werden kann, daß trotz des strikten Verbots britische Rinderteile in den Nahrungskreislauf gelangen, sollte man das eigene Risiko gering halten. Der Verzicht auf Wurst mit besonders infektiösen Rindergeweben trägt wesentlich dazu bei.

Milch und Käse gelten nach heutigem Wissensstand als völlig sicher. Alle Tierversuche zeigen, daß der BSE-Erreger über diese Lebensmittel nicht übertragen werden kann.

Auch die Säuglingsnahrung geriet in die Diskussion, da verschiedene Fertigprodukte Rinderinnereien enthalten. Verständlicherweise zeigen sich daher viele Eltern sehr besorgt. Doch seit 1994 garantieren die Hersteller von Säuglingsnahrung dafür, daß sie ausschließlich bei BSE-freien Betrieben einkaufen. Sie weisen auch die Herkunft jedes einzelnen Tieres nach. Die meisten Hersteller beziehen ihr Fleisch außerdem seit Jahren von

Bauern, die ihre Tiere nach den Richtlinien ökologischer Landwirtschaftsverbände halten. Säuglingsnahrung gilt daher als sicher.

Gelatine, die aus Knochen, Knorpeln und Häuten von Tieren gewonnen wird, steht ebenfalls in dem Verdacht, den BSE-Erreger zu übertragen. In diesen Rindergeweben hat man jedoch bei weitem geringere Erregermengen festgestellt als etwa im Nervengewebe. Nach Angaben der Hersteller werden die Erreger, falls im Rohstoff enthalten, durch den Zusatz starker Laugen bei der Gelatinegewinnung sicher abgetötet. Zudem verarbeitet man mittlerweile kaum mehr Rindergewebe. Statt dessen kommen verstärkt Ausgangsmaterialien von anderen Nutztieren (Schweine) und Gelatineersatzstoffe zum Einsatz, die aus Pflanzen gewonnen werden. Der Genuß von Götterspeise und ähnlichen Produkten läßt sich also nach heutigem Kenntnisstand als unbedenklich einstufen.

In bezug auf Milch, Milchprodukte (Käse, Butter, Joghurt, Kefir, Sahne usw.) und Gelatine sind sich die Weltgesundheitsorganisation (WHO) und das Bundesinstitut für gesundheitlichen Verbraucherschutz und Veterinärmedizin (BgVV) sicher: Sie schließen eine Ansteckung des Menschen mit dem BSE-Erreger über diese Lebensmittel aus.

Einen nicht zu unterschätzenden Risikofaktor stellen Arzneimittel dar. Zum einen gibt es Präparate, die den BSE-Erreger enthalten könnten, zum anderen solche, die für eine Übertragung des CJK-Erregers in Frage kommen. In Frankreich wurden Anfang 1994 die Gesundheitsbehörden durch die CJK-Erkrankung einer 60jährigen Frau aufgeschreckt. Es stellte sich nämlich heraus, daß man sie mit dem Humanalbumin behandelt hatte, das aus dem Blut eines Spenders stammte, der bereits als CJK-Todesfall registriert worden war. Wissenschaftlich beweisen läßt sich eine Ansteckung der Frau durch das verseuchte Humanalbumin nicht. Trotzdem verbieten die französischen Behörden die Verwendung dieser Präparate, wenn Blut von CJK-Kranken zur Herstellung verwendet wurde. Albumin ist ein Plasmaprotein. Als Plasma bezeichnet man den flüssigen Anteil des Bluts, also Blut ohne Blutkörperchen. Die Plasmaproteine bestehen zu 60 Prozent aus Albumin und zu 40 Prozent aus Globulinen. Das Albumin sorgt dafür, daß keine Flüssigkeit aus den Blutgefäßen ins Gewebe dringt. Außerdem dient es zum Transport vieler Substanzen, zum Beispiel von Hormonen und Bilirubin (Gallenfarbstoff). Man verwendet Humanalbumine bei Kreislaufversagen zur Auffüllung des Blutvolumens, bei großem Blutverlust gibt man natürlich Blutkonserven. Darüber hinaus enthalten rund 140 verschiedene Präparate Humanalbumin, zum Beispiel Impfstoffe oder Arzneimittel zur Allergiebehandlung. Die Arzneimittelbehörde der USA empfiehlt seit 1995, Blutprodukte nicht mehr zu verwenden, wenn Blut von CJK-infizierten Spendern verarbeitet wurde. Solche Rückrufaktionen von Blutkonserven gab es bereits. Das Problem dabei liegt jedoch darin, daß man infizierte Blutspender erst dann als solche erkennen kann, wenn sie erkranken. Die in Deutschland übliche Hitzebehandlung von Humanalbumin-Präparaten (60 Grad Celsius über einen Zeitraum von zehn Stunden) macht Hepatitis- oder Aids-Viren unschädlich. Der noch unbekannte Erreger der CJK jedoch übersteht nach heutigem Wissen eine solche Behandlung. Ein gewisses Restrisiko bleibt also auch in Zukunft. Absolute Sicherheit bei diesen Produkten wird erst herrschen, wenn man den Erreger der CJK identifizieren und im Blut nachweisen kann. Bis dahin muß man darauf vertrauen, daß eine Ansteckung über Blut und Blutprodukte unwahrscheinlich oder zumindest sehr selten ist.

Eine Reihe von Arzneien enthält tierisches Gewebe – speziell von Rindern und Kälbern. Beispielsweise werden Gelatine-Präparate als Plasmaersatzmittel verwendet. Sie finden dann Einsatz, wenn bei peripherem Kreislaufversagen (im allgemeinen Sprachgebrauch als Schock bezeichnet) eine Bluttransfusion nicht unbedingt notwendig ist. Gelatine-Präparate haben den Vorteil, daß sie billig herzustellen sind. Außerdem verringern sie die Gefahr der Übertragung einer Virushepatitis, während bei Bluttransfusionen zehn bis 14 Prozent der Patienten daran erkranken. Die Gefahr, den BSE-Erreger über Gelatine-Präparate zu übertragen, dürfte aber ähnlich gering sein wie bei der Lebensmittel-Gelatine.

Ein recht hohes Risiko, sich mit dem BSE-Erreger zu infizieren, weisen Arzneimittel auf, die aus Thymus hergestellt werden. Sie finden vor allem bei Rheuma Anwendung. Bis April 1990 durfte die pharmazeutische Industrie auch Gehirn, Rückenmark, Milz, Thymus usw. britischer Rinder verarbeiten. Bis zu diesem Zeitpunkt war die Verwendung der Organextrakte, zum Beispiel aus Thymus, natürlich noch wesentlich bedenklicher als heute. 1994 legte das damalige Bundesgesundheitsamt (BGA), heute Bundesinstitut für Arzneimittel und Medizinprodukte, für Medikamente aus Geweben von Rind, Schaf und Ziege bestimmte Sicherheitsanforderungen fest. Seitdem darf Gewebe britischer Rinder überhaupt nicht mehr verwertet werden. Noch im selben Jahr übernahm auch die EG dieses Verbot. Nach den Anforderungen des BGA mußte zudem die Abtötung des BSE-Erregers gewährleistet sein, zum Beispiel durch 20minütige Erhitzung auf 133 Grad Celsius. Acht Präparate aus Organextrakten mußten im September 1995 vom Markt genommen werden, weil sie die Sicherheitsanforderungen nicht erfüllten. Trotz dieser Maßnahmen der deutschen Behörden gelten Arzneimittel wie Thymusextrakte unter Fachleuten noch immer als mögliches Ansteckungsrisiko. Gleiches trifft auf *Frischzellenpräparate* zu, die aus tierischen Organen gewonnen werden. Diese Produkte zählen rein rechtlich nicht zu den Arzneimitteln und unterliegen auch nicht den entsprechenden Kontrollen. Sie versprechen allerdings ganz ähnliche Wirkungen und werden auch injiziert. In gewisser Weise handelt es sich hier um eine Art Grauzone zwischen Arzneimitteln und Kosmetika.

Auch Heparin zählt zu den Arzneimitteln, die aus tierischen Körperteilen gewonnen werden. Dieser Wirkstoff setzt die Gerinnbarkeit des Blutes herab. Es handelt sich um eine körpereigene Substanz, die hauptsächlich in den sogenannten Mastzellen sowie in Lunge, Leber und Darm vorkommt. Als Arzneimittel gewinnt man das Heparin aus Rinderlunge oder Schweinedarm. Eingesetzt wird es zur Hemmung der Blutgerinnung, zum Beispiel um nach Operationen der Entstehung von Thrombosen vorzubeugen. Dabei läßt sich Heparin entweder intravenös als Infusion oder als Injektion unter die Haut verabreichen.

Frischzellenbehandlung

Die Frischzellenbehandlung, auch Zellulartherapie genannt, wurde von dem Schweizer Arzt Paul Niehans (1882–1971) entwickelt. Dabei spritzt man lebende Organ- oder Drüsenzellen von Schlachttieren unter die Haut. Die in den Körper aufgenommenen Zellen sollen zur Regeneration des gesamten Organismus oder einzelner Organe führen und so zahlreiche Krankheiten lindern. Heute werden die Zellen durch Gefriertrocknung konserviert (Trockenzellenbehandlung). Der Wirkungsmechanismus dieses Verfahrens ist völlig ungeklärt, der Effekt äußerst umstritten. Im Zusammenhang mit dem Risiko einer BSE-Infektion muß von solchen Präparaten abgeraten werden.

Zur lokalen Anwendung etwa bei Blutergüssen trägt man Heparin-haltige Salben auf die Haut auf. Bei der intravenösen Zuführung ist ein geringes Restrisiko nicht ganz auszuschließen, sofern das Heparin aus der Rinderlunge stammt.

Die Liste der Arzneimittel, die Rindergewebe enthalten, läßt sich fast endlos fortsetzen. Von ganz wenigen Ausnahmen wie den Thymusextrakten abgesehen, gilt heute das Ansteckungsrisiko durch BSE-Erreger in Arzneimitteln als äußerst gering. Die Hersteller weichen oftmals auf unverdächtige Ausgangsstoffe aus. In aller Regel halten sie sich auch an die Vorgaben des Bundesinstituts für Arzneimittel und Medizinprodukte. Andernfalls müssen sie schließlich mit dem Verlust der Zulassung für manche ihrer Produkte rechnen. Im Zweifelsfall gilt der bekannte Spruch: Zu Risiken und Nebenwirkungen fragen Sie Ihren Arzt oder Apotheker.

Kosmetika fallen in den Zuständigkeitsbereich des BgVV. In einer Pressemitteilung vom 4. April 1996 appellierte es an die Hersteller von Kosmetika und Lebensmitteln, dieselben Sicherheitsregeln zum Schutz vor möglichen BSE-Infektionen zu beachten wie die pharmazeutische Industrie.

Zwischen Arzneimitteln und Kosmetika sowie Lebensmitteln besteht jedoch ein entscheidender Unterschied: Im Gegensatz zu den Arzneimitteln benötigen *Kosmetikprodukte* und Lebensmittel keine Zulassung. Dies bedeutet, daß das BgVV keinerlei Überwachungs- und Kontrollfunktion ausübt. Mangels eigener Erkenntnisse muß sich das Institut auf die Angaben der Hersteller verlassen. Bereits im Jahr 1994 verglich das damalige Bundesgesundheitsamt das Risikopotential von Kosmetika mit dem von Arzneimitteln zur äußerlichen Anwendung. Die Kosmetikhersteller hielten sich nach eigenen Aussagen bereits damals an die für die Pharmaindustrie geltenden Vorschriften.

Kosmetikprodukte

Lippenstift und Seife enthalten Rindertalg. In verschiedenen Cremes kommen Kollagen oder Elastin vor, was nichts anders ist als Bindegewebe, das aus Häuten, Knochen und Sehnen von Rindern stammt. Prinzipiell bildet jedoch gesunde Haut eine undurchdringliche Barriere gegen Erreger. Im Falle kleiner Verletzungen besteht theoretisch das Risiko einer Infektion mit BSE-Erregern. Wer ganz sichergehen will, sollte beim Kauf von Kosmetika auf die Inhaltsstoffe von Cremes oder Pillen achten. Sind Kollagen, Elastin, Thymusextrakt, Placental-Extrakt (Gebärmutterextrakt), Spleen-Extrakt (Milz) oder Glykogen (ein Kohlenhydrat, das in der Muskulatur und in der Leber vorkommt) aufgeführt, so kann man vorsichtshalber auf einen Kauf verzichten. Viele Hersteller verwenden in ihren Produkten inzwischen keine Gewebe von Rindern oder Kälbern mehr. Sie greifen statt dessen auf andere Tierarten oder pflanzliche Rohstoffe zurück. Insgesamt ist die Gefahr einer BSE-Infektion über Kosmetika als minimal zu bewerten.

Zu erwähnen bleibt noch eine weitere mögliche Ansteckungsquelle, die nicht den Menschen, sondern seine vierbeinigen Freunde betrifft. Fertigfutter für Hunde und Katzen enthält nach Angaben eines Herstellers seit 1990 keine britischen Rinderteile mehr. Ob dies für alle Produkte zutrifft, kann man kaum nachprüfen. Hunde scheinen für den BSE-Erreger nicht anfällig zu sein. Zumindest wurde bis jetzt noch keine Erkrankung beobachtet. Bei Katzen dagegen ist größere Vorsicht geboten, da sich in Großbritannien nachweislich etwa 60 Tiere über erregerhaltiges Futter infiziert haben. Auch in den Niederlanden gibt es seit kurzem eine Reihe von Verdachtsfällen, weil ein Futterhersteller britisches Rindfleisch verarbeitet hatte. Die erkrankten Tiere zeigten Lähmungserscheinungen, einige davon starben. Bis jetzt wurde aber noch keine FSE nachgewiesen, das betreffende Futter könnte also auch anderweitig verdorben gewesen sein.

Insgesamt kann man davon ausgehen, daß das Risiko einer BSE-Infektion für die Menschen in Deutschland seit dem 22. März 1996 stark gesunken ist. Die gefährlichsten Infektionsquellen, Fleisch und vor allem Fleischprodukte aus Großbritannien, gelangen seitdem nicht mehr auf den deutschen Lebensmittelmarkt. Auch eine mögliche Ansteckung durch Arzneimittel und Kosmetika erscheint, soweit man dies überprüfen kann, äußerst unwahrscheinlich. Doch trotzdem existieren noch einige theoretische Risikofaktoren:

Man kann nicht mit absoluter Sicherheit ausschließen, daß die Rinderseuche BSE auch in anderen Ländern, einschließlich Deutschland, bei einheimischen Rindern auftreten wird. Manche Wissenschaftler, zum Beispiel der Lebensmittelchemiker Udo Pollmer, können sich sogar vorstellen, daß Schweine und Geflügel bereits unerkannt infiziert sind. Immerhin werden sie auch in Deutschland mit Tiermehl gefüttert. Die Lebenserwartung dieser Tiere ist für einen Ausbruch der Erkrankung in aller Regel zu gering. Im Experiment gelang bereits die Übertragung des BSE-Erregers auf Schweine, auf Geflügel bisher noch nicht. Vor dem 22. März 1996 lag das Ansteckungsrisiko sicherlich höher. Trotzdem gibt es auch für Leute, die sich häufig in Großbritannien aufgehalten und dort gerne Wurst gegessen haben, keinen Grund, in Panik zu geraten. Es steht zwar nahezu fest, daß Menschen sich mit dem Erreger der BSE infizieren können. Das bedeutet aber noch nicht, daß eine solche Infektion wahrscheinlich ist.

V. Massentierhaltung und Futtermittelindustrie

Vieles deutet darauf hin, daß der Rinderwahnsinn keine »natürlich« entstandene Seuche ist, sondern erst durch den massiven Eingriff des Menschen in ökologische Kreisläufe ermöglicht wurde. Die heutigen Methoden der Haltung und Fütterung landwirtschaftlicher Nutztiere bergen große Gefahren. Doch noch nie wurden diese Risiken so deutlich aufgezeigt wie am Beispiel der Rinderseuche BSE. Der Erreger der Schafkrankheit Scrapie war jahrhundertelang an eine einzige Tierart angepaßt. Wie es scheint, führte erst die Verfütterung von Tiermehl infizierter Schafe zur Ansteckung der Rinder. Vielleicht wäre dem Erreger der Übergang auf seinen neuen Wirt irgendwann auch auf natürliche Weise gelungen, doch nur durch die Verteilung des Kadavermehls auf unzählige Tierbestände konnte es zu einer derart schnellen Ausbreitung der Seuche unter den britischen Rindern kommen. Die Industrialisierung der Landwirtschaft ist in Großbritannien teilweise weiter fortgeschritten als in Deutschland, doch die Entwicklung geht in ganz Europa in die gleiche Richtung. Immer mehr tierische Lebensmittel sollen immer billiger produziert werden. Dabei hat man angeblich nur die Bedürfnisse der Bevölkerung im Sinn, deren Hunger nach Fleisch, Wurst, Milch und Eiern gestillt werden muß.

1. Tierhaltung oder Tierproduktion?

In Deutschland hielten 1983 470.000 Landwirte Rinder, jeder von ihnen durchschnittlich 33 Tiere. Die bisher letzte Bestandsaufnahme ergab für das Jahr 1995 bei 297.500 Rinderhaltern einen Mittelwert von 53 Tieren. Diesen Vorgang nennt man Intensivierung der Landwirtschaft, seine Folge sind Massentierhaltungen. Der Ausdruck Massentierhaltungen hört sich so negativ an, daß er im geänderten Tierseuchengesetz vom 11. September 1995 in § 17b Abs. 1 Nr. 4 durch »Viehhaltungen« ersetzt wurde. In der Fassung vom Januar 1993 stand dort: »Der Bundesminister wird ermächtigt (...) für Massentierhaltungen und Brütereien Vorschriften zu erlassen.«

Vor allem bei Schweinen und beim Geflügel ist die Haltung von möglichst vielen Tieren auf möglichst kleiner Fläche längst zum Normalzustand geworden. Jeder kennt die Bilder von endlos langen, übereinandergestapelten Käfigreihen in den Ställen mit Legehennen. Die EG-Käfignorm schreibt pro Tier eine Fläche von 450 Quadratzentimeter vor. Das ist weniger als die Fläche eines Schreibmaschinenblattes. In Schweinemastbetrieben rechnet man pro Tier mit einem Flächenbedarf von etwa 0,5 Quadratmeter. 1994 hatten 23 Prozent der deutschen Schweinehalter jeweils einen Bestand von 1.000

Die wichtigsten Bestimmungsländer von britischem Tierknochenmehl in Westeuropa

1985-1989; 100% = 15.586 t Tierknochenmehl

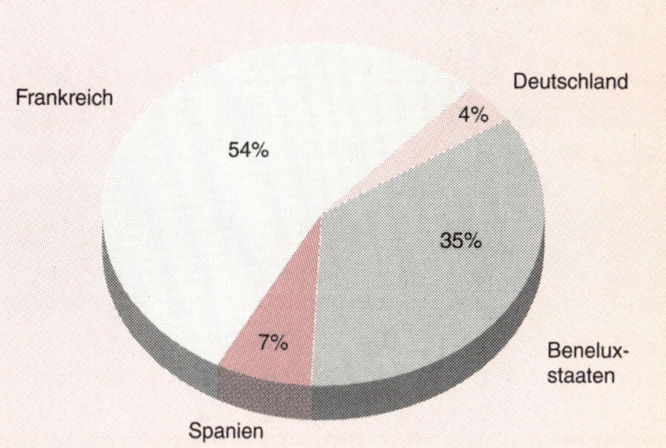

und mehr Tieren. Im Vergleich zu den übrigen EG-Staaten sind die deutschen Bestände jedoch laut Bundesministerium für Ernährung, Landwirtschaft und Forsten zu klein: In Großbritannien handelt es sich bei 75, in Irland gar bei 87 Prozent der Bestände um Großbetriebe mit 1.000 und mehr Tieren. Aufgrund von Kostennachteilen bleiben deshalb die deutschen Schweinemäster innerhalb der EG nur bedingt konkurrenzfähig.

Vor allem die Fortschritte in der Zucht ermöglichten die immer intensivere Nutzung des Produktionsmittels Tier. Der Ertrag der Betriebe nahm nicht nur durch die größere Zahl an Tieren, sondern auch durch die höhere Milchleistung der einzelnen Kuh oder die schnellere Gewichtszunahme des einzelnen Mastschweins erheblich zu. In der Rinderzucht wurde mit der Entwicklung der künstlichen Besamung die Leistung der Tiere enorm schnell gesteigert. Die modernen Methoden der Tierzucht erfassen exakt, welche Eigenschaften ein bestimmter Bulle vererbt, etwa eine besonders hohe Milchleistung oder einen ausgeprägten Fleischansatz. Das Erbgut eines überdurchschnittlichen Bullen kann so an Tausende von Nachkommen vererbt werden. Doch die künstliche Besamung führt natürlich zu einem gewissen Grad an Inzucht. Negative Vererbungsmerkmale werden ebenfalls weitergegeben.

Die Tierzucht konnte zweifellos erstaunliche Erfolge erzielen, aber sie hat sich von Anfang an zu einseitig auf die Leistungssteigerung der Tiere konzentriert. Merkmale wie ein stabiles Immun- oder Kreislaufsystem fanden kaum Berücksichtigung. Ein Ergebnis ist zum Beispiel das moderne Fleischschwein, das man innerhalb von nur drei Monaten von 20 auf 90 bis 100 Kilogramm hochmästen kann. Dabei soll das Schwein viel Muskelmasse und wenig Fett ansetzen. Die Kehrseite dieser Zuchterfolge liegt in einer gesteigerten Infektions- und Stressanfälligkeit der Tiere. Bei Kühen zeigen sich ähnliche Auswirkungen: 1950 erzeugte eine deutsche Kuh 2.600 Liter Milch im Jahr, 1980 lag der Durchschnitt bereits bei 4.550 Liter. Heute beträgt der Stalldurchschnitt in sogenannten Hochleistungsbetrieben 6.000 Liter pro Tier und Jahr. Einzelne Spitzenkühe bringen es sogar auf 10.000 Liter, manche schaffen noch mehr. Gleichzeitig muß eine Kuh jedes Jahr ein Kalb in die Welt setzen. Typischerweise weisen besonders Kühe mit extrem hoher Milchleistung eine große Anfälligkeit für Fruchtbarkeitsstörungen auf. Man bringt sie nur mit Mühe und dem Einsatz von Hormonen dazu, wieder trächtig zu werden. Außerdem können diese Tiere phasenweise über das Futter nicht mehr soviel Energie aufnehmen, wie sie über die Milch abgeben.

Da für die Zucht nur besonders leistungsfähige Rassen interessant sind, reduziert sich die Zahl der Zuchtrassen beständig. Die Ernährungs- und Landwirtschaftsorganisation der Vereinten Nationen (FAO) zeigt sich über diese Entwicklung sehr besorgt. Sie veröffentlichte im Jahr 1995 die »Rote Liste für Nutztiere«. Darin stellte sie fest: Von weltweit 4.000 bis 5.000 Nutztierrassen sind 1.200 bis 1.500 vom Aussterben bedroht. In Europa gibt es 683 bedrohte Rassen, also 43 Prozent aller Nutztierrassen. Bei Milchkühen verringert sich die genetische Vielfalt dramatisch.

Der massive Einsatz von Arzneimitteln in der Tiermedizin, vor allem von Antibiotika und Hormonen, stellt eine Folge der einseitigen Zucht auf Leistung in Verbindung mit der Massentierhaltung dar. Fachleute schätzen, daß über die Hälfte der Tier-Arzneimittel illegal auf den Markt gebracht werden. Immer wieder sorgen Berichte über sogenannte »Autobahntierärzte«, die in großem Maßstab Tierhalter mit Arzneimitteln versorgen, für Schlagzeilen. Der unkontrollierte Einsatz dieser Medikamente durch medizinische Laien, nämlich die Tierhalter, beschleunigt die gefürchtete Resistenzbildung bei

Erregern. Diese resistenten (unempfindlichen) Erreger lösen wiederum Krankheiten aus, die man mit vielen Antibiotika nicht mehr heilen kann. Zudem können Antibiotika-Rückstände in Fleisch oder Milch beim Menschen Allergien auslösen. Bei großen Tierbeständen steht im allgemeinen nicht die Behandlung des Einzeltieres, sondern die meist vorbeugende Behandlung des gesamten Bestandes im Vordergrund. Am extremsten ist dies in großen Schweine- und Geflügelbetrieben. Die Landwirte wollen aus Kostengründen ihren Tieren selbst Medikamente gegen die allgegenwärtigen Atemwegs- und Darminfektionen spritzen. Tierärzte stehen vor dem Problem, daß besonders die Landwirte mit sehr großen Beständen ihre wichtigsten Kunden darstellen und sie deshalb unter Druck setzen können, um Medikamente zu erhalten. Trotz aller Anstrengungen zur Verhinderung von Seuchenausbrüchen ist die Massentierhaltung ständig durch Infektionskrankheiten bedroht. 1993 kam es in Deutschland zu einer Epidemie: der *Schweinepest.*

Die Ausbreitung von Seuchen wie der Schweinepest wird durch die Größe der Bestände begünstigt, weil dort gleich für sehr viele Tiere Ansteckungsgefahr besteht. Allgemein können sich Nutztiere leichter gegenseitig anstecken, wenn viele Tiere auf engem Raum gehalten werden. Zusätzlich spielte bei der Schweinepest der »Ferkeltourismus« eine wichtige Rolle. Dieser Begriff beschreibt den Umstand, daß die Mastbetriebe ihre Ferkel aus vielen unterschiedlichen Erzeugerbetrieben zusammenkaufen. Die Spezialisierung in der Schweineproduktion ist weit fortgeschritten: Sogenannte Herdbuchbetriebe produzieren Jungsauen und Jungeber als Zuchttiere. Diese verkaufen sie an die Ferkelerzeuger, die wiederum ihre Ferkel an die Mastbetriebe veräußern. Durch den Zukauf aus vielen Unternehmen steigt natürlich das Risiko der Seucheneinschleppung in einen Mastbetrieb. Zur Bekämpfung der 1993 ausgebrochenen

Schweinepest

Die europäische Schweinepest wird durch ein Virus ausgelöst. Beim akuten Krankheitsverlauf sind hohes Fieber, Freßunlust und allgemeine Schwäche die ersten Symptome. Es kommt zu Augen- und Rachenentzündungen, danach zu teilweise blutigem Durchfall. Oft sind auch Krämpfe zu beobachten. Ein bis drei Wochen nach Beginn der Erkrankung sterben 30 bis 100 Prozent der erkrankten Tiere.
Die chronische Form der Schweinepest zeigt sich durch Appetitlosigkeit und Abmagerung. Durchfall und Verstopfung wechseln sich ab. Auf der Haut der Tiere bilden sich Pusteln und Krusten. Es erkranken und sterben wesentlich weniger Tiere als bei der akuten Form.
Als dritte Form kennt man die atypische Schweinepest. Sie betrifft vor allem Ferkel und führt zu Durchfällen, reduzierter Gewichtszunahme und zentralnervösen Krankheitssymptomen (schwankender Gang, gestörter Bewegungsablauf). Bei unerkannt infizierten Mutterschweinen kommt es zu Früh- oder Totgeburten oder zur Geburt lebensschwacher Ferkel.

Schweinepest wurden im Jahr 1994 in Deutschland rund eine Million Schweine getötet. Mehr als 80 Prozent davon stammten aus Niedersachsen, wo sich die ganz großen Mastbetriebe mit jeweils Zehntausenden von Schweinen befinden. Von den getöteten Tieren waren 122.000 erkrankt, die restlichen mußten zur Eindämmung der Seuche ebenfalls vernichtet werden. Von 1993 bis heute starben insgesamt fast zwei Millionen Schweine. Die betroffenen Landwirte erhielten 100 Millionen DM zur Entschädigung aus der Tierseuchenkasse, zusätzlich 250 Millionen DM als Ankaufsbeihilfe zum

Aufbau neuer Tierbestände. Die Folgekosten in der Landwirtschaft werden auf 1,5 Milliarden DM geschätzt. Die Schweinepest ist im Gegensatz zu BSE mit Sicherheit nicht auf den Menschen übertragbar. Es gibt Impfstoffe gegen die Schweinepest, die in den achtziger Jahren auch eingesetzt wurden. Die EG-Experten bestanden aber trotz gegenteiliger Auffassung der deutschen Tierärzteschaft auf einer möglichst vollständigen Ausrottung des Schweinepest-Erregers. Obwohl dies noch nie vorgekommen war, glaubten die EG-Experten an eine mögliche Verschleppung des Erregers durch die Impfung unerkannt infizierter Schweine. Die getöteten Tiere wanderten in die Tierkörperbeseitigungsanlagen (TBA) und wurden zu Tierkörpermehl verarbeitet. Die beiden betroffenen TBAs waren durch die riesige Anzahl toter Schweine völlig überlastet.

Beim Geflügel kämpft die Massentierhaltung ständig gegen Infektionen durch Salmonellen. Diese Keime sind besonders problematisch, da sie auch die Gesundheit des Menschen bedrohen. Die Arbeitsgemeinschaft Kritische Tiermedizin (AGKT) wies im Februar 1993 darauf hin, daß sich die Geflügelsalmonellose weiter ausbreitet. Außerdem kritisierte die AGKT die EG wegen der Tatsache, daß sie das Seuchengeschehen nur beobachten läßt, konkrete Bekämpfungspläne jedoch verzögert. An der grundsätzlichen Gefährdung des Menschen durch Salmonellen in Produkten aus der Massentierhaltung hat sich bis heute nichts geändert.

Am 1. Januar 1992 stellte die EG die Impfung der Rinder gegen Maul- und Klauenseuche (MKS) endgültig ein. Deutschland setzte diesen EG-Beschluß bereits am 1. April 1991 um. Seit 1988/89 betrachtete man Europa als frei von MKS. In der Vergangenheit hatten MKS-Epidemien zu schweren Verlusten in der Nutztierhaltung geführt, zuletzt 1962 bis 1967. Ab 1968 wurde die Impfung aller Rinder ab einem Alter von vier Monaten in

Deutschland zur Pflicht. Diese Schutzimpfung gegen die Viruserkrankung MKS führten auch alle EG-Staaten, mit Ausnahme von Großbritannien, jährlich durch. Ende der achtziger Jahre beschloß die EG nach einer Kosten-Nutzen-Analyse, die Impfung einzustellen. Die MKS-Impfung kostete 50 Millionen DM im Jahr. Man weiß, daß alle sieben bis 15 Jahre mit einer Epidemie zu rechnen ist. Die Rechnung lautet also, daß man im ungünstigsten Fall (ein Seuchenausbruch nach sieben Jahren) bereits 350 Millionen DM an Impfkosten eingespart hat. Bei Ausbruch einer Epidemie besteht die Hoffnung, den finanziellen Schaden durch schnelle Bekämpfungsmaßnahmen geringer zu halten als diese Impfkosten. Seit einigen Jahren bedroht also eine eigentlich bereits getilgte Seuche erneut die Nutztiere. 1991 kam es in Bulgarien zu einem Ausbruch der Maul- und Klauenseuche, die zu den Zoonosen zählt. Ein Übergreifen auf die EG-Staaten konnte vermieden werden.

Eine weitere typische Erkrankung in der intensiven Rinderhaltung ist die Rindergrippe. Fachleute bezeichnen sie als enzootische Bronchopneumonie. Enzootisch bedeutet, daß die Krankheit in einem betroffenen Stall gehäuft auftritt. Bronchopneumonie ist die Entzündung der Lunge und der Luftröhrenzweige (Bronchien). Es handelt sich um eine infektiöse Faktorenkrankheit, d. h. sie kommt durch das Zusammenwirken von bestimmten Erregern (Viren und Bakterien) und ungünstigen Umweltbedingungen zustande. Vor allem Kälber und Jungrinder erkranken. Naßkaltes Wetter begünstigt den Ausbruch der Rindergrippe, daher bricht sie vor allem in den Wintermonaten aus. Die Haltung vieler Tiere auf engem Raum sorgt für die rasche Ausbreitung. Praktisch jedes Kalb leidet einmal in seinem Leben an einer Lungenentzündung. Die Virusinfektion zu Beginn der Erkrankung ist nicht schlimmer als eine Grippe beim Menschen. Erst die sehr häufig folgende Infektion mit

Bakterien bedroht das Leben der Tiere. Diese Bakterien müssen mit Antibiotika bekämpft werden. Das Problem bei der Behandlung ist, eine wirksame Kombination verschiedener Antibiotika zu finden. Die Resistenz der Keime nimmt zu, vor allem in Betrieben, in denen die Landwirte selbst Antibiotika einsetzen. Außerhalb der Wintermonate tritt die Rindergrippe in der Regel nur dann auf, wenn aus vielen anderen Betrieben Tiere zugekauft werden. Dazu sind Betriebe gezwungen, die sich auf das Mästen von Kälbern beschränken. Die Einschleppung neuartiger Erreger ist die Folge. Zudem führt der Transportstreß bei den zugekauften Tieren zu einer verminderten Abwehrleistung, was Erkrankungen noch wahrscheinlicher macht.

Es gibt noch eine Reihe weiterer Krankheiten bei Nutztieren, die durch die Intensivhaltung gefördert oder sogar hervorgerufen werden. Natürlich läßt sich nicht behaupten, daß ohne die Massenhaltung alle Tiere gesund wären. Am Auftreten bekannter und neuartiger Seuchen ist sie aber trotzdem nicht ganz unschuldig. Man sollte auch nicht vergessen, daß diese Art der Haltung häufig die Bestimmungen des Tierschutzgesetzes verletzt.

2. Futtermittel oder Abfall?

Was die Tiere fressen, entscheidet in der Nutztierhaltung fast immer der Mensch. Je größer die Leistungsfähigkeit sein soll, desto entscheidender wird die Auswahl der Futtermittel. Um die Fortschritte in der Tierzucht auszuschöpfen, muß die Nahrung auf die Leistung der Tiere abgestimmt werden. Alle nur denkbaren Futtermittel sind heute ganz genau untersucht. Man kennt den Energiegehalt, den Gehalt an Eiweiß, Fett, Rohfaser, Vitaminen, Mineralstoffen und Spurenelementen. Man weiß auch, welchen Prozentsatz von diesen Inhaltsstoffen die

Nutztiere verwerten können. Außerdem läßt sich berechnen, wieviel Nährstoffe die Tiere bei einer bestimmten Leistung benötigen. Da jeder landwirtschaftliche Betrieb die Ausgaben gering halten muß, werden diejenigen Futtermittel ausgewählt, die die höchste Leistung der Tiere bei möglichst geringen Kosten erzielen. Wer dieses Grundprinzip unter allen Umständen einhält, wird irgendwann versuchen, Fleisch und Milch durch die Verfütterung von Abfällen an Nutztiere zu erzeugen. In Großbritannien dürfen tatsächlich bis zu 25 Prozent Hühnermist im Rinderfutter enthalten sein. Hühnermist gilt nämlich als proteinreich.

Allgemein unterscheidet man Grundfuttermittel (Grünfutter, Heu oder Mais etc.) und Kraftfuttermittel (Getreide, Rückstände aus der Mehl-, Fett- und Zuckerherstellung, aber auch Fisch- und Tiermehle). Kraftfuttermittel unterteilt man in Einzelfuttermittel, die der Landwirt teilweise selbst anbaut (Getreide), und Mischfutter, das ausschließlich industriell hergestellt wird. Die deutsche Mischfutterindustrie produzierte von Juli 1993 bis Juni 1994 insgesamt 19,46 Millionen Tonnen Mischfutter. Als Ausgangsstoffe dienten unter anderem 5,41 Millionen Tonnen Getreide, 4,72 Millionen Tonnen Ölkuchen (Rückstände bei der Herstellung von Pflanzenöl) und 538.000 Tonnen Tiermehle. Der Futterbedarf läßt sich wegen der hohen Leistungsanforderungen bei den Nutztieren nicht durch die Grundfuttermittel allein decken. Nur über zusätzlich angebotene Kraftfuttermittel können Kühe die nötige Energie für ihre Milchproduktion oder Schweine das erforderliche Eiweiß für ihren schnellen Muskelaufbau aufnehmen.

Tiermehle sind Eiweißfuttermittel. Geschätzt werden sie wegen ihres hohen Proteingehalts und der guten Verdaulichkeit – nur wenig Protein wird über den Kot wieder ausgeschieden. Man unterscheidet zwischen Tierkörpermehl (der gesamte Tierkörper wird verwendet),

Fleischmehl, Blutmehl usw. Die Futtermittelverordnung beschreibt Fleischfuttermehl zum Beispiel so: »Erzeugnis, das durch Trocknen und Mahlen von knochenarmen Fleischteilen geschlachteter warmblütiger Landtiere gewonnen wird und bis auf unvermeidbare Anteile frei von Haaren, Federn, Horn, Haut und Blut sowie von Magen- und Darminhalt ist.« Das Tierkörperbeseitigungsgesetz aus dem Jahr 1975 versteht unter Tierkörper sowohl verendete, totgeborene und getötete Tiere als auch Teile von Tieren (Blut, Knochen, Wolle, Haare, Klauen, Borsten) und tierische Erzeugnisse (Milch, Eier). Diese Tierkörper werden in TBAs zu Mehlen verarbeitet und dann wieder an Nutztiere verfüttert.

Der deutsche Staat verpflichtete sich im Gesetz von 1975 zur Errichtung dieser Anlagen, die jedoch meist privat geführt werden. Als Rohstoff zur Herstellung von Tiermehlen gebraucht man eingeschläferte Hunde oder Pferde und die wegen der Schweinepest getöteten Schweine. Alle toten Tiere, die nicht zum Verzehr geeignet sind, landen in den Verwertungsanstalten. Das muß sein, weil man die Kadaver nicht einfach verwesen lassen kann. Das Ziel des Tierkörperbeseitigungsgesetzes besteht darin, die Umwelt vor Krankheitserregern und der Verseuchung mit Botulinustoxin zu schützen. Botulinustoxin ist das stärkste aller bekannten Bakteriengifte. Es wird von Clostridium botulinum gebildet, einem Bakterium, das überall im Boden und im Schlamm von Gewässern vorkommt. Ab einer Außentemperatur von etwa 25 Grad Celsius können sich diese Bakterien in Tierkadavern vermehren, ihr Gift bilden und sich zu Sporen (wie die Milzbrandbakterien) entwickeln. Für einen Menschen sind bereits 0,01 Milligramm des Gifts tödlich. Grundsätzlich verpflichtet das Gesetz Tierhalter dazu, für die unschädliche Beseitigung ihrer toten Tiere zu sorgen. Eine Ausnahme bilden Heimtiere: Bis zur Größe eines Hundes darf man sie selbst vergraben.

Auch sämtliche Schlachthofabfälle, also alle Körperteile von Tieren, die nicht als Nahrungsmittel geeignet oder anderweitig zu verwerten sind, gelangen in die TBA. Dazu gehören Tiere, bei denen man nach der Schlachtung bestimmte Infektionskrankheiten oder Arzneimittelrückstände (Antibiotika, Hormone) festgestellt hat. Zu den Schlachtabfällen gehören auch Geschlechtsorgane, Augen, Nieren von Zuchtschweinen, Körperteile mit Abszessen, entzündete Lungen usw.

Durch die Verfütterung von Kadavermehl, das den Scrapie-Erreger enthielt, ist die Rinderseuche BSE in Großbritannien höchstwahrscheinlich entstanden. Die Rinderfütterung mit Tierkörpermehl wurde bereits Anfang dieses Jahrhunderts in Deutschland und den USA empfohlen und durchgeführt. In jüngerer Zeit praktizierten sie in großem Stil nur noch britische Landwirte. Ansonsten besaß diese Fütterung noch in der Schweiz, in Frankreich und Irland geringe Bedeutung. In diesen vier Ländern ist BSE bei einheimischen Rindern aufgetreten.

Scrapie kommt in Großbritannien relativ häufig vor. Dadurch konnte der Erreger in ausreichender Menge in das Kadavermehl gelangen. Durch die Sparmaßnahmen bei der Herstellung blieb der Erreger infektiös und steckte die ersten Rinder an. Die Fütterung der Rinder mit Tiermehlen wurde von der britischen Regierung erst im Juli 1988 verboten. Bis zu diesem Zeitpunkt waren aber schon 10.000 Rinder an BSE gestorben, zu Kadavermehl verarbeitet und wieder an Rinder verfüttert worden. Es gilt als sicher, daß die BSE-Infektionen in der Schweiz auf importiertes britisches Kadavermehl zurückgehen. Insgesamt 27 Staaten nahmen 1993 den Briten Tiermehl ab, Indonesien rund 18.500 Tonnen, Italien 1.700 Tonnen, Israel 3. 700 Tonnen usw. In den Jahren 1985 bis 1989 lieferten die britischen Produzenten fast 8.500 Tonnen nach Frankreich, 5.450 Tonnen in die Beneluxstaaten, 1.030 Tonnen nach Spanien und 690 Tonnen nach

Deutschland. Man muß davon ausgehen, daß das gesamte Kadavermehl mit Scrapie- bzw. BSE-Erregern verseucht war. Nur in Ausnahmefällen wurden Rinder damit gefüttert. In aller Regel verhalf die importierte Ware Schweinen und dem Geflügel zu schnellem Muskelwachstum.

In Deutschland gibt es über 40 Anlagen zur Tierkörperverwertung. Die Verordnung für TBAs von 1976 schreibt zur Abtötung von Keimen eine Temperatur von 133 Grad Celsius bei einem Druck von drei Bar vor. Der hohe Druck bewirkt eine bessere Verteilung und damit stärkere Wirkung der Hitze. Diese Hitzebehandlung muß mindestens 20 Minuten lang dauern. Es gilt als sicher, daß dadurch auch der BSE-Erreger abgetötet wird. Dem zerkleinerten Kadaverbrei wird der Talg entzogen. So gewinnt man rund 850.000 Tonnen an Fett, das zur Herstellung von Seife dient. Was dann noch übrig ist, wird getrocknet, zermahlen und als Tiermehl an die Mischfutterindustrie geliefert. Bei Kontrollen fand die Bundesanstalt für Fleischforschung in Kulmbach heraus, daß etwa ein Drittel der untersuchten Tiermehle nicht ausreichend erhitzt worden war. Offensichtlich halten sich nicht alle TBAs an die vorgeschriebene Behandlungsmethode. In Deutschland wird das Tiermehl an Schweine und Geflügel verfüttert.

Experten halten heute nämlich die Verfütterung von Tierkörpermehl an Rinder für Verschwendung. Rinder und alle anderen Wiederkäuer besitzen vier Mägen. Im größten von ihnen, dem Pansen, befindet sich eine große Menge an Mikroorganismen. Sie bauen pflanzliche Stoffe ab, die für Lebewesen mit nur einem Magen unverdaulich sind. Außerdem sorgen diese Mikroorganismen für den Umbau von Proteinen. Wiederkäuer verwerten also weniger das direkt gefütterte Eiweiß, sondern das daraus entstandene Protein der Mikroorganismen. Durch diese Verdauungsvorgänge im Pansen können Rinder aus minderwertigem Futtereiweiß hochwertiges Protein herstellen. Daher ist es eigentlich unnötig, relativ teures Futtereiweiß zu verwenden. Ganz im Gegenteil: Man kann Rindern sogar stickstoffhaltige Substanzen, beispielsweise Harnstoff, als Nahrung vorsetzen. Die Mikroorganismen, vor allem Bakterien, stellen daraus Proteine und wichtige Aminosäuren her. Teilweise wird eine ergänzende Harnstoffütterung auch praktiziert.

In Großbritannien wurden Hühner auch mit Teilen von verendeten anderen Hühnern, Abfällen und Kot ernährt. Kein Wunder also, daß ein großer Teil der britischen Eier mit Salmonellen infiziert ist. Als die Staatssekretärin im britischen Gesundheitsministerium diese Tatsache 1988 öffentlich äußerte, zwang man sie zum Rücktritt.

Die Mischfuttermittel des Handels sind eine häufige Infektionsquelle der Salmonellose. Neben Fisch- oder Tierkörpermehlen gilt dies auch für pflanzliche Futtermittel, zum Beispiel Sojabohnen-, Raps-, Erdnuß-, Tapioka- oder Maniokmehl. Bei Stichproben erweisen sich immer wieder Rohstoffe aus Afrika und Südamerika als stark kontaminiert.

Man geht davon aus, daß die Schweinepest in Deutschland 1993 durch Küchenabfälle ausgelöst wurde. Küchenabfälle zählt man zu den Grundfuttermitteln. Sie dürfen nur dann in der Schweinemast eingesetzt werden, wenn sie zuvor in einer zugelassenen Anlage ausreichend erhitzt worden sind. Diese Anlagen beziehen die Abfälle von Restaurants und Großküchen sowie von internationalen Flughäfen, Schiffs- und Eisenbahnlinien. Weltweit gilt die Verfütterung von Abfällen als die wichtigste Infektionsquelle bei der Schweinepest.

VI. Fleischindustrie und EG-Handel: ein Milliardengeschäft

Der Welt-Fleischverbrauch wuchs 1995 auf 203,3 Millionen Tonnen, gegenüber dem Vorjahr stellt das eine Steigerung von 3,3 Prozent dar. In den Entwicklungsländern verzehrte ein Mensch im Durchschnitt 23,3 Kilogramm Fleisch pro Jahr, in den Industrieländern 77,1 Kilogramm. Der Jahresumsatz beläuft sich in Deutschland auf etwa 35 Milliarden DM. Dieser Umsatz blieb, trotz eines Rückgangs beim Pro-Kopf-Verzehr in den letzten Jahren, immer noch enorm. Doch die Zurückhaltung der Verbraucher, die wegen der Skandale um Hormon- und Arzneimittelrückstände besorgt sind, bedrohen das Geschäft mit dem Fleisch. Vor allem die Angst vor dem Rinderwahnsinn beeinträchtigt zur Zeit den Absatz der Fleischindustrie.

Es gibt aber auch Kritiker, die die Fleischproduktion aus anderen Gründen für Wahnsinn halten. Der amerikanische Autor John Robbins legt in seinem Buch »Diet For a New America« seine Argumente dar: Mit der gleichen Energiemenge kann man entweder ein Kilogramm Rindfleisch oder aber 40 Kilogramm Soja-Bohnen erzeugen. Zudem benötigt die Fleischerzeugung in den USA einen Energieeinsatz der der Stromproduktion aller US-Atomkraftwerke entspricht. Jeremy Rifkin, ein US-Ökologe, ergänzt diese Zahlen: Weiden für Nutztiere beanspruchten demnach ein Viertel des Festlands auf der Erde. In den USA stamme über die Hälfte der organischen Schadstoffe in Gewässern von Rindern. Wiederkäuer trügen mit 75 Millionen Tonnen Methangas massiv zur Erwärmung der Erdatmosphäre bei. Dieses Treibhausgas entsteht bei der Verdauung in den Vormägen. Für die Rinderfütterung werden in den USA 70 Prozent des erzeugten Getreides verwendet, weltweit ist es ein Drittel.

1. Gewinnstreben um jeden Preis

Am 7. Mai 1996 erfuhr die Öffentlichkeit, daß bei rund 2.500 Mastkälbern in Nordrhein-Westfalen das Arzneimittel Clenbuterol im Urin festgestellt worden war. Kontrolliert hatte man insgesamt 53 Mastbetriebe, auch in Bayern, Hessen und Niedersachsen. Die Landwirtschaftsministerin von Nordrhein-Westfalen, Bärbel Höhn, ordnete daraufhin eine Abgabesperre für alle Kälbermastbetriebe an. Kälber dürfen erst geschlachtet werden, wenn die Urin-Untersuchung beweist, daß sie nicht mit Clenbuterol behandelt wurden. Dieses Medikament bewirkt einen schnelleren Muskelzuwachs bei gleichzeitigem Fettabbau. Im Unterschied zu den Hormonen beeinflußt Clenbuterol das vegetative Nervensystem, das die Funktion der inneren Organe steuert. Die betroffenen Mastbetriebe hatten es offenbar von einem niederländischen Futtermittelhändler erhalten. Die Anwendung in der Tiermedizin ist verboten. Einzige Ausnahme: Tierärzte dürfen es zur Wehenhemmung bei Rindern benutzen. Dies ist beispielsweise bei einem Kaiserschnitt notwendig. Abgesehen von dem illegalen Einsatz in der Kälbermast, kennt man den Wirkstoff auch durch seinen Mißbrauch bei Bodybuildern.

Die Skandale um den verbotenen Einsatz von Hormonen und Antibiotika beim Mästen von Nutztieren sind nicht neu. Immer wieder versuchen Tierhalter, ihre Gewinnspanne durch eine verkürzte Mastdauer zu erhöhen. Der Preisdruck in der Fleischbranche ist enorm. Es handelt sich um eine Art Kettenreaktion: Viele Verbraucher wollen ihr Fleisch und ihre Wurst möglichst billig kaufen. Diesen Wunsch erfüllen ihnen die meisten Supermärkte, die den Preisdruck an die Fleischindustrie weitergeben. Dadurch sinkt auch der Marktwert von Schlachttieren, der Tierhalter bekommt einen schlechteren Preis. Schuld hat keiner, jeder reagiert ja nur auf den anderen. Ob die Verbraucher mit ihrem Wunsch nach billiger Ware oder der Lebensmittelhandel mit seinem Kundenfang durch Billigprodukte diese Entwicklung verursacht haben, wird sich niemals klären lassen. Am Ende verlieren alle dabei: Viehhalter, Industrie und Handel durch die zu geringen Einnahmen und die Verbraucher durch das sehr oft belastete, minderwertige Fleisch.

Für eine beschleunigte Mast der Nutztiere eignen sich verschiedene Medikamente. In der Tiermast finden vor allem Anabolika, Östrogene und Stilbene Verwendung, die alle den Muskelzuwachs fördern. Anabolika werden künstlich hergestellt. Ihr chemischer Aufbau leitet sich meist von Testosteron, dem männlichen Geschlechtshormon, ab. Östrogene sind weibliche Sexualhormone, die auch eiweißaufbauende Wirkung besitzen. Stilbene gehören zu den Antiöstrogenen, sie verdrängen die Östrogene von ihren Angriffsstellen im Körper, haben aber zum Teil die gleiche Wirkung. Die Anwendung von Hormonen für die Tiermast ist innerhalb der EG seit 1988 grundsätzlich verboten. Früher durften sie ganz legal als sogenannte Masthilfsstoffe ins Futter gemischt werden. Im Fall von Stilbenen wurde 20 Jahre lang über ein mögliches Verbot gestritten. Erst 1981 galt als erwiesen, daß sie beim Menschen zu Krebs und beim Fötus zu Mißbildungen führen können. Im gleichen Jahr wurde der Einsatz in der Tiermast verboten. Bei einem Hormonskandal im Landkreis Emsland waren 1990 wieder einmal Stilbene verwendet worden.

Es geht beim Einsatz von Hormonen um eine lohnende Gewinnsteigerung: Die Kälber werden bis zu 15 Kilogramm schwerer, die Mastdauer verkürzt sich um gut eine Woche. Mehr Kalbfleisch bei weniger Futtermittel, das ergibt pro Kalb einen zusätzlichen Verdienst von 50 bis 100 DM. Einer der größten Hormonskandale kam 1988 im Münsterland ans Licht. Nach den Ermittlungen der Staatsanwaltschaft waren eineinhalb Jahre lang fast

Lohntierhaltung

Die Lohntierhaltung ist eine zunehmende Entwicklung bei der Mast von Kälbern und Schweinen. Die betreffenden Landwirte betreuen in ihren Betrieben Tiere, die ihnen ein Unternehmer liefert. Dieser stellt auch die nötigen Futtermittel. Die Bezahlung der Lohnmäster erfolgt also nur für die Betreuung der Tiere. Falls das Vieh mit Hormonen behandelt wird, geschieht dies auf die Veranlassung des Unternehmers.

14.000 Kälber illegal mit Testosteron- und Östrogen-Präparaten behandelt worden. Nahezu 1.800 Tonnen hormonbelastetes Kalbfleisch gelangten in den Handel. Als Folge dieses Skandals ordnete die Regierung von Nordrhein-Westfalen die Tötung von 9.000 Kälbern an. Die Verbraucher in Deutschland kauften fast kein Kalbfleisch mehr. Die Verantwortung dafür trug ein großer Vieh- und Fleischhändler, der Dutzende von Lohnmästern beschäftigt hatte.

Besonders weit verbreitet ist die verbotene Mast mit Hormonen in Belgien und Holland. In Belgien, so schätzen Experten, werden mindestens zehn Prozent der Tiere auf diese Weise gemästet. In Holland entdeckten Kontrolleure in jedem vierten Betrieb verbotene Arzneimittel. Drei Viertel der irischen Landwirte beschleunigen den Muskelansatz ihrer Tiere mit den verbotenen Wirkstoffen. Im Jahr 1990 schätzte man den Umsatz mit Mastdrogen in Europa auf über drei Milliarden DM. Der belgische Tierarzt Karel Van Noppen, ein Mitarbeiter des Instituts für Veterinärkontrollen, wurde am 22. Februar 1995 von Unbekannten erschossen. Vermutlich, weil er zuviel über die illegalen Hormon-Praktiken wußte.

Es gibt in der EG aber trotz des Verbots weiterhin eine Auseinandersetzung mit diesem Thema. In den USA sind fünf verschiedene Hormone für die Tiermast erlaubt, fast alle Tiere werden auch damit behandelt. Die Amerikaner fordern von der EG die Zulassung der Masthormone, damit sie ihr Fleisch in Europa einführen dürfen. Im Januar 1996 teilte im Europäischen Agrarrat allerdings nur der britische Landwirtschaftsminister die amerikanische Auffassung. Die Wahrscheinlichkeit liegt jedoch sehr hoch, daß die Welthandelsorganisation in Genf zugunsten der Amerikaner entscheiden wird.

Ebenfalls zu den Masthilfsstoffen zählen bestimmte Antibiotika. Sie können aufgrund der Futtermittel-Verordnung ganz legal der Tiernahrung beigesetzt werden. Unzählige Tonnen an Antibiotika gelangen auf diese Weise in den Körper der Tiere. In geringer Dosierung hemmen sie das Wachstum der Mikroorganismen im Darm. Die daraus resultierende bessere Futterverwertung steigert die Mastleistung. Bei höherer Dosierung dienen sie der Vorbeugung gegen Infektionskrankheiten. Viele Mikrobiologen machen diese Art von Antibiotika-Einsatz für die zunehmenden Antibiotika-Allergien bei Mensch und Tier verantwortlich.

Ein weiteres Problem stellt die Entstehung resistenter Bakterien dar. Es dürfen daher nur solche Antibiotika in Futtermittel gemischt werden, die man nicht zur Therapie verwendet. Über die Nahrung nehmen zum Beispiel die drei Millionen Puten im Bezirk Weser-Ems jedes Jahr zwölf Tonnen reinen Arzneimittelwirkstoff auf. In den USA erhielten die Nutztiere 1988 insgesamt 7.500 Tonnen Antibiotika. Heute schätzt man, daß 90 Prozent der Infektionserreger in den USA resistent sind. All diese Maßnahmen, ob erlaubt oder nicht, dienen der angeblich notwendigen Ertragssteigerung im Milliardengeschäft Fleischhandel. Die deutschen Schlachthöfe verzeichneten bereits 1993 Verluste. Auch seither konnten sie die

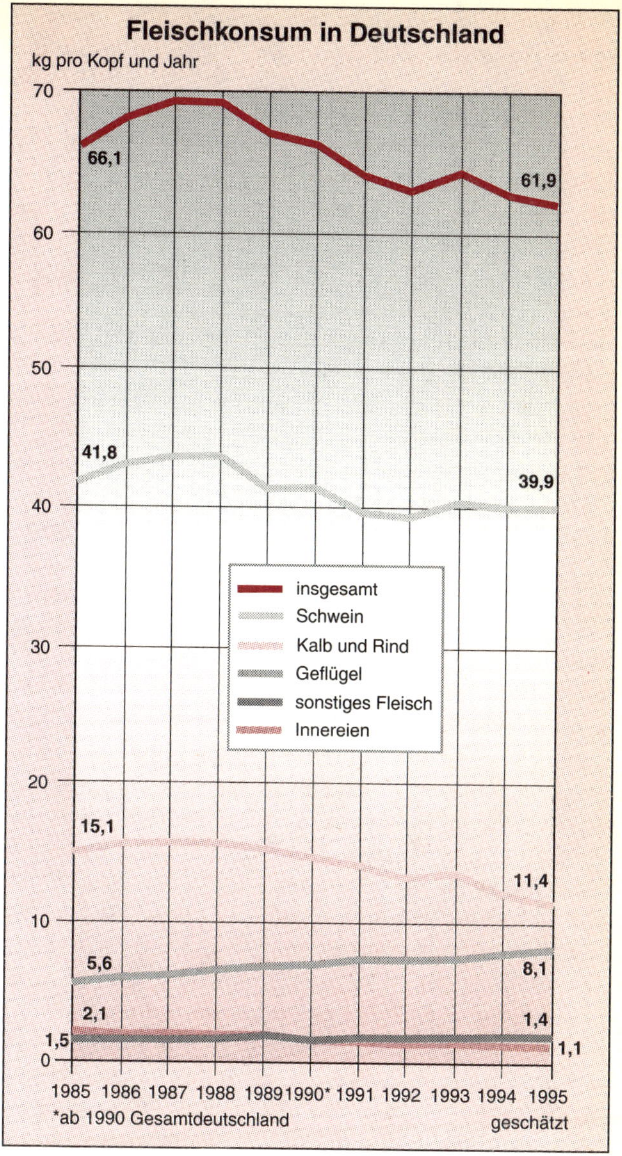

Fleischkonsum in Deutschland
kg pro Kopf und Jahr
70
60
50
40
30
20
10
0
66,1
61,9
41,8
39,9
15,1
11,4
5,6
8,1
2,1
1,4
1,5
1,1
insgesamt
Schwein
Kalb und Rind
Geflügel
sonstiges Fleisch
Innereien
1985
1986
1987
1988
1989
1990*
1991
1992
1993
1994
1995
*ab 1990 Gesamtdeutschland
geschätzt

Auslastung ihrer Betriebe nicht verbessern. Billigimporte aus Holland decken rund zehn Prozent des deutschen Fleischverbrauchs. Großbritannien lieferte von 1985 bis März 1996 mehr als eine Million Tonnen Rindfleisch in andere EG-Staaten. Seit dem Importstopp fällt ein Mitbewerber mit einem Jahresumsatz von neun Milliarden DM weg. Das gleicht jedoch die Umsatzverluste der deutschen Fleischindustrie nicht aus. Ägypten, ein langjähriger Kunde für deutsches Rindfleisch, stoppte Ende März jeglichen Fleischimport aus der EG. Die deutschen Ausfuhren nach Italien gingen um 80 Prozent zurück, seit die Übertragbarkeit von BSE auf den Menschen am 20. März 1996 für äußerst wahrscheinlich erklärt wurde.

Entscheidend ist aber der Fleischverzehr der Konsumenten. 1988 betrug der Pro-Kopf-Verbrauch in Deutschland noch fast 70 Kilogramm. Bis 1995 sank er auf 62 Kilogramm. Dieser Rückgang hat viele Ursachen. Im Sommer 1993 wurde bekannt, daß bei einer Kontrolle von Supermärkten in Österreich 60 Prozent der untersuchten Fleischproben verdorben waren. Anfang Oktober 1993 zeigte eine Untersuchung der Verbraucherzentrale Hamburg in acht deutschen Großstädten ein ähnliches Ergebnis: Von 244 Fleischproben waren 80 Prozent nicht zum Verzehr geeignet. Nach der Veröffentlichung dieser Ergebnisse kauften die Deutschen wesentlich weniger Fleisch. Der Fleischkonsum ging 1994 sogar auf knapp 61 Kilogramm pro Kopf zurück. Verantwortlich dafür war die öffentliche Diskussion über die mögliche Übertragbarkeit von BSE. Aufgrund dieser Debatte sank der Absatz von Rindfleisch um bis zu 34 Prozent. Im Jahr 1995 stieg der Fleischverbrauch wieder an. Aber am 20. März 1996 machte das Eingeständnis des SEAC alle Bemühungen von Industrie und Handel, den Verbrauchern das Produkt Fleisch wieder nahe zu bringen, zunichte. Viele deutsche Schlachthöfe mußten wegen zu geringer Nachfrage in den Tagen nach dem 20. März die Schlachtung teilweise ganz einstellen. Handelsketten und Supermärkte verkauften um 30 bis 50 Prozent weniger Rindfleisch. Nachdem der Schlachtviehhandel mit Rindern bereits zwischen 1985 bis 1995 einen Rückgang seines Absatzes um fast 30 Prozent hatte hinnehmen müssen, kam er nun fast ganz zum Stillstand. Das Milliardengeschäft mit dem Fleisch ist stark bedroht. Gewinne lassen sich mit Rindfleisch kaum mehr erzielen. Leider trifft diese Entwicklung auch viele Landwirte mit kleinen Viehbeständen. Obwohl kaum einer von ihnen jemals mit verbotenen Substanzen oder besorgniserregendem Futter gewirtschaftet hat, stehen diese Bauern vor dem Ruin. In finanzieller Hinsicht haben immer Großbetriebe, Industrie und Handel den längeren Atem.

2. Defizite bei der Kontrolle von Schlachthöfen und Fleischhandel

Fleisch ist eine verderbliche Ware. Wird sie unsachgemäß behandelt, so kann ihr Genuß zu schwerwiegenden Erkrankungen führen. Aus diesem Grund müssen Herstellung, Transport, Lagerung und auch Verkauf von Fleisch und Fleischprodukten sehr genau kontrolliert werden. Diese Kontrollen hat der Staat übernommen, sie dienen in erster Linie dem Schutz der Verbraucher. Der wichtigste Ort der Überwachung ist der Schlachthof. Im Jahr 1868 verpflichtete das preußische Schlachthausgesetz die Kommunen zur Errichtung von Schlachthöfen. Dieses Gesetz schrieb erstmals die Untersuchung der Tiere vor und nach der Schlachtung vor. Es bestand Schlachthauszwang, das heißt, die Tiere durften nur noch dort geschlachtet werden. Zur Kostendeckung erlaubte der Staat den Gemeinden die Erhebung von Gebühren. Die übrigen Länder übernahmen in der Folge diese Regelung, Sachsen zum Beispiel 1876.

Nach einer Untersuchung der Bundesanstalt für Fleischforschung in Kulmbach erfüllen weniger als 50 Prozent der deutschen Schlachthöfe die hygienischen Anforderungen, die die EG-Richtlinie von 1993 festlegt. Die meisten kleineren Schlachthöfe wird man in den nächsten Jahren schließen müssen, da die notwendigen Investitionen zu hoch sind. Es wird dann nur noch wenige, in aller Regel privat geführte Schlachthöfe geben. Die hygienischen Voraussetzungen werden sich dadurch deutlich verbessern. Allerdings ergibt sich das Problem, daß sich dadurch für einen Teil der Tiere die Transportwege verlängern. Heute schon betragen die Transportverluste bei Schweinen mehr als ein Prozent: Eines von 100 Tieren überlebt den Transport zum Schlachthof nicht; im Jahr 1962 verendete nur jedes tausendste Schwein auf diese Weise. Private Schlachthöfe, die von den großen Fleischkonzernen seit 1968 betrieben werden, sind verständlicherweise sehr stark daran interessiert, möglichst hohe Gewinne zu erzielen.

Grundsätzlich gibt es an Schlachthöfen den Konflikt zwischen Fleischbeschauern (Tierärzte und seit 1987 auch angelernte Hilfskräfte) und Metzgern bzw. Fleischkonzernen. Der Fleischbeschauer muß die geschlachteten Tiere als untauglich beurteilen, wenn er bei seiner Untersuchung zum Beispiel bestimmte Infektionskrankheiten feststellt. In diesem Fall dürfen Fleisch und Organe nicht in den Lebensmittelhandel gelangen, wodurch für den Metzger oder die Fleischfirma ein beträchtlicher Verlust entsteht. Der jeweilige Hersteller zielt daher darauf ab, daß möglichst alle Schlachtkörper als tauglich beurteilt werden. In den kommunalen Schlachthöfen ist der Fleischbeschauer im öffentlichen Dienst beschäftigt, in privaten Schlachthöfen wird er vom Fleischkonzern bezahlt. Es liegt auf der Hand, daß Fleischbeschauer in privaten Betrieben viel leichter unter Druck zu setzen sind, das Fleisch im Zweifelsfall als tauglich zu bewerten.

Um die Verbraucher wirkungsvoll vor BSE zu schützen, müssen die Kontrollen bei der Schlachtung von Rindern, aber auch beim Transport von Fleisch und Fleischprodukten, lückenlos sein. Der Öffentlichkeit wird auch stets dieser Eindruck vermittelt. Doch dies stellte schon immer eine reine Idealvorstellung dar. Auch Veterinärbeamte geben zu, daß eine lückenlose Kontrolle nicht möglich ist. Die Herkunft von verarbeitetem Fleisch kann so gut wie überhaupt nicht kontrolliert werden.

Das Arbeitstempo in Schlachthöfen liegt hoch. Es werden zum Beispiel bis zu 600 Schweine pro Stunde geschlachtet. Ein Fleischbeschauer hat nach den gesetzlichen Bestimmungen nur 90 Sekunden lang Zeit, um beim Schwein seine Untersuchung durchzuführen. Fleischbeschau ist Fließbandarbeit!

Bei Kontrollen von Schlachtbetrieben stellen die Behörden in verschiedenen EG-Staaten immer wieder einen erschreckend fahrlässigen Umgang mit dem Lebensmittel Fleisch fest. Im Januar 1995 besuchten Experten aus Nordrhein-Westfalen mehrere Schlachtbetriebe in den Niederlanden. Sie entdeckten dabei so schwerwiegende Hygienemängel, daß Gesundheitsminister Seehofer aufgefordert wurde, die niederländische Regierung und die Europäische Kommission darüber zu informieren. Mitarbeiter des holländischen Veterinärdienstes RVV hatten diese Mißstände seit längerem schriftlich aufgezeichnet: Viele Schlachtkörper waren mit Mist und Galle verunreinigt. Die Trichinenuntersuchung wurde nachlässig und fehlerhaft ausgeführt und diese Parasiten können für den Menschen tödlich sein. Schlachtungen erfolgten teilweise in Abwesenheit der Fleischbeschauer. Die früher üblichen Gesundheitsbescheinigungen wurden von RVV-Tierärzten blanko ausgestellt, die Fleischkonzerne konnten sie anschließend beliebig ausfüllen. Mitarbeiter des RVV wurden bedroht

Schlachtung, Notschlachtung, Tötung von Tieren

Unter Schlachtung versteht man die Tötung von Tieren durch Blutentzug. Dieser Blutentzug ist deshalb besonders wichtig, weil nach dem Tod die sogenannte Blut-Darm-Schranke zusammenbricht, dadurch können Darmbakterien in das Blut eindringen. Die gesetzliche Grundlage hierfür bildet das sogenannte Fleischhygienegesetz. Geschlachtet werden nur diejenigen Nutztiere, die auch für den menschlichen Verzehr bestimmt sind.

Eine Schlachtung von Hunden, Katzen und Affen ist daher in Deutschland verboten (aus ethischen Gründen, Chinesen dürfen bekanntlich auch Hunde essen).

Vor dem Blutentzug müssen die Tiere betäubt werden, Schweine durch Stromschlag, Rinder durch einen Bolzenschuß ins Gehirn. Bereits nach der Betäubung wird die Darmwand durchlässig für Bakterien, deshalb muß der Blutentzug (Abstechen der Tiere) möglichst bald erfolgen.

Von einer Notschlachtung spricht man, wenn offensichtlich erkrankte Tiere geschlachtet werden. Normalerweise muß man Schlachttiere vorher einer genauen Untersuchung unterziehen.

In der Praxis bedeutet dies, daß ein Tierarzt oder Fleischbeschauer das Tier vor seinem Tod zumindest sehen muß. Bei Notschlachtungen kann dies unterbleiben, wenn das Verenden des Tieres zu befürchten ist. Kranke Tiere, die noch transportfähig sind oder erst im Schlachthof als krank erkannt werden, muß man in speziellen Räumen schlachten.

Bei der Tötung von Tieren, die unschädlich beseitigt werden (BSE, Schweinepest usw.), ist ein Blutentzug nicht nötig, da sie nicht zum Verzehr zugelassen sind.

und sogar verprügelt, wenn sie Fleisch als untauglich bewerteten. Die Vorwürfe betrafen vor allem den Großschlachthof in Zevenaar. Er gehört der Firma Compaxo, die zu den größten holländischen Fleischexporteuren zählt. Aber auch viele andere Betriebe verhielten sich ähnlich. Das niederländische Ministerium für Volksgesundheit mußte 1994 bei Kontrollen erkennen, daß bei 56 Prozent der Schlachthöfe und 37 Prozent der Zerlegungsbetriebe erhebliche hygienische Mängel im Umgang mit Fleisch bestanden. Zudem stellten sie bei 62 Prozent der Schlachtbetriebe fest, daß der zuständige Tierarzt vor und nach der Schlachtung gar nicht oder nur kurz anwesend war. Bundesgesundheitsminister Seehofer forderte seine niederländische Kollegin Ende Februar 1995 auf, diese unerträglichen Zustände zu beenden.

Italienische Zeitungen berichteten am 7. Mai 1996, daß in der römischen Fleischzentrale seit Jahren importiertes Rindfleisch verarbeitet wird, ohne daß eine Kontrolle durch das Gesundheitsministerium stattfindet. Auch in vielen britischen Schlachthöfen ist das Verantwortungsbewußtsein unterentwickelt. Staatliche Kontrolleure untersuchten rund 200 Betriebe, von denen sie 144 als mangelhaft einstuften. Die Prüfer zeigten sich vor allem über die manchmal sehr unvollständige Entfernung des Rückenmarks bei Rindern besorgt. Oft war auch die Lagerung von Organen, die bei einer BSE-Infektion besonders große Erregermengen enthalten, völlig unzureichend. Die Hälfte der kontrollierten Schlachthöfe lagerte Rinderköpfe, Milz und Thymus direkt neben den Schlachtprodukten, die der menschlichen Ernährung galten.

Ende 1995 wurde ein großer britischer Rinderzüchter verurteilt, weil er 60 Rinder mit gefälschten Unbedenklichkeitszeugnissen exportiert hatte. Die britischen Kontrollen bei der Ausfuhr von lebenden Rindern bis zum Verbot am 27. März 1996 fielen allgemein recht nachlässig aus. Ein Tierarzt »kontrollierte« innerhalb von wenigen Minuten Hunderte von Tieren. Nach Schätzungen der britischen Regierung gelangte seit dem Ausbruch von BSE eine Million infizierter Rinder in die Nahrungskette. Ein Hauptgrund für diese hohe Zahl ist der Umstand, daß Landwirte bis Februar 1990 nur den halben Marktwert für Tiere erstattet bekamen, die sie den Behörden als BSE-krank meldeten. Viele Bauern brachten daher betroffene Rinder schnell zur Schlachtung, ehe sich die Symptome deutlicher zeigten.

Ob man bei dieser Sachlage von einer lückenlosen Kontrolle sprechen kann, ist mehr als zweifelhaft. Die Zustände in deutschen Schlachthöfen lassen sich sicher nicht mit den extremen Auswüchsen in den Niederlanden vergleichen. Niemand kann aber davon ausgehen, daß in Deutschland ausschließlich nach den gesetzlichen Vorschriften gehandelt wird. Ende 1993 erhoben ehemalige Mitarbeiter der Norddeutschen Fleischzentrale in Lübeck, einem der größten deutschen Fleischunternehmen, schwere Vorwürfe in bezug auf die Schlachtpraktiken der Firma. Sie sagten beispielsweise aus, daß Schweine, die auf dem Transport verendet waren, wie normale Tiere verarbeitet wurden. Bestenfalls stichprobenartig zu kontrollieren sind die unzähligen Fleischtransporte, die täglich über die deutschen Straßen rollen. Die Kontrollen verringerten sich seit dem Wegfall der Fleischüberprüfung durch Tierärzte an den Grenzen innerhalb der EG sogar noch weiter. Bei der Überprüfung von LKWs in Nordrhein-Westfalen wurden 1993 Kerntemperaturen der Schlachtkörper in Kühlwagen von bis zu 28 Grad Celsius ermittelt. Die Kerntemperatur ist die Innentemperatur von Fleisch, die Messung an der Oberfläche ergibt logischerweise einen abweichenden Wert. Vorgeschrieben ist für einen Transport eine Abkühlung der Schlachtkörper im Schlachthof auf sieben Grad Celsius. Die sieben Grad Celsius müssen auch während des

Wegs gehalten werden. Bei höheren Temperaturen erfolgt eine explosionsartige Vermehrung von Verderbniskeimen, das Fleisch wird sehr schnell ungenießbar. Um Zeit zu sparen, belädt man die Kühlwagen aber oft viel zu früh. Im Jahr 1994 ergaben Kontrollen in Nordrhein-Westfalen erhebliche Fleischmängel bei der Hälfte der überprüften Transporte aus Holland und Belgien. Zum Vergleich: Bei den einheimischen Transporten liegt die Quote der Beanstandungen in der Regel bei zehn Prozent. Eine lückenlose Kontrolle der Transporte in Deutschland und innerhalb der EG läßt sich nicht einmal in Ansätzen verwirklichen, dazu ist die Menge an ein- oder ausgeführtem Fleisch (bzw. Fleischprodukten wie Wurst) viel zu groß.

Trotzdem ist es sehr unwahrscheinlich, daß kriminelle Händler versuchen werden, Fleisch aus britischen BSE-Beständen einzuführen. Die Gewinnaussichten stehen viel zu schlecht. In China scheinen sie offenbar besser zu sein, denn am 4. Mai 1996 meldeten Nachrichtenagenturen, daß dort die Behörden 125 Kilogramm illegal importiertes Steakfleisch aus Großbritannien sichergestellt hatten.

Die Kontrolle von Metzgereien oder Supermärkten erfolgt nur sehr selten, da Amtstierärzte an anderen Stellen nötiger gebraucht werden. Niedersächsische Amtstierärzte waren zum Beispiel im Jahr 1994 so sehr mit der Bekämpfung der Schweinepest beschäftigt, daß sie nach eigener Aussage die Lebensmittelüberwachung vielfach nicht mehr durchführen konnten. Die Herkunft der Ware können sie – vor allem bei Wurst – sowieso nicht feststellen.

VII. Bekämpfungsmöglichkeiten von BSE

Der Rinderwahnsinn sorgt weltweit für Schlagzeilen, obwohl die Seuche bis jetzt ein europäisches Problem ist. In Indien betrachtet man BSE aus einem völlig anderen Blickwinkel. Wochenlang hielt sich folgende Einschätzung auf den Titelseiten der großen Tageszeitungen: Die Europäer bräuchten sich nicht zu wundern, daß der Verzehr heiliger Tiere irgendwann zu einer derartigen Seuche geführt hätte. Doch gebärdete man sich nicht als Ankläger, sondern suchte sehr konkret nach Lösungsansätzen. Das Angebot, den von der völligen Ausrottung bedrohten englischen Rindern in Indien Asyl zu gewähren, schloß das Bemühen um die Heilung der kranken Tiere mit ein. Renommierte indische Mediziner wetteiferten öffentlich über geeignete Behandlungsmöglichkeiten (zum Beispiel Eigenurintherapie).

Schon in den ersten Jahren nach dem Ausbruch von BSE stellte sich immer wieder eine grundsätzliche Frage: Müssen höchstmögliche Sicherheitsvorkehrungen getroffen werden für den unwahrscheinlichen Fall, daß BSE auf den Menschen übertragbar ist? Wie nahezu immer in solchen Fällen entschieden sich die Verantwortlichen für den riskanten, aber zunächst bequemeren Weg. Sie ergriffen erst einmal keine allzu schmerzhaften Maßnahmen und hofften darauf, daß der Ernstfall nicht eintreten würde. Bei BSE wissen wir inzwischen, daß es der falsche Weg war.

1. Widersprüchliche Reaktionen aus Politik und Wissenschaft

Die USA, Rußland, Ägypten und Österreich verhängten bereits im Jahr 1990 ein Importverbot für britisches

Rindfleisch. Ägypten ließ 1996 für kurze Zeit wieder britisches Rindfleisch ins Land, ehe Ende März das Importverbot auf die gesamte EG ausgeweitet wurde. In den USA und in Rußland blieb das Einfuhrverbot durchgehend bestehen.

In der Öffentlichkeit wurde zumeist der Eindruck erweckt, es gebe in wissenschaftlicher und politischer Hinsicht eine übereinstimmende Einschätzung bezüglich BSE. Dem war aber nicht so. Im Februar 1989 legte die Southwood-Kommission, die die britische Regierung bis zur Gründung des SEAC beraten hatte, dieser einen Bericht vor.

Darin hieß es: »Es ist sehr unwahrscheinlich, daß BSE irgendwelche Folgen für die menschliche Gesundheit haben wird. Sollte diese Einschätzung falsch sein, so wären die Folgen sehr ernst.« Walton of Detchant und Anthony Epstein, zwei Mitglieder der Kommission, wiesen im Dezember 1995 öffentlich darauf hin, daß die Regierung in all den Jahren danach diese möglichen Folgen völlig vernachlässigt habe. Die Southwood-Kommission regte die routinemäßige Untersuchung von Rinderhirnen nach der Schlachtung an.

Solche Untersuchungen wurden auch bei Redaktionsschluß (Juni 1996) noch nicht durchgeführt, obwohl man dadurch viele infizierte Rinder hätte entdecken können. Der Verdacht liegt nahe, daß gerade diese Entdeckung vermieden werden sollte. Bereits im Dezember 1990 hatte der Medizinprofessor Ivor Mills geraten, auch das Rückenmark von Rindern nicht mehr für Lebensmittel zu verwenden. Das entsprechende Verbot der britischen Regierung erfolgte erst fünf Jahre später, im Dezember 1995. Der britische Neurophysiologe Colin Blakemore warf seiner Regierung vor, seit Ausbruch der Seuche BSE nur solche Fachleute um Rat gefragt zu haben, deren Vorschläge das Geschäft mit Rindern nur wenig beeinträchtigten.

Volle eineinhalb Jahre lang verbot die Regierung den Tierärzten an britischen Forschungsinstituten, öffentlich über BSE zu sprechen oder ihre Forschungsergebnisse in Fachzeitschriften zu publizieren (Spiegel Nr. 13, 1996). Immer mehr britische Wissenschaftler erheben heute den Vorwurf, die Regierung habe unliebsame Forschungsarbeiten gezielt behindert. Der Umgang mit einigen Forschern deutet darauf hin:

Der Virologe Harash Narang arbeitete an einem Urintest zum Nachweis von BSE. Als er zu Beginn der neunziger Jahre diese Tests an Schlachthöfen durchführen wollte, wurden ihm Forschungsgelder und sein Laborplatz entzogen. Wenig später kündigte ihm sein Arbeitgeber – die britische Gesundheitsbehörde (Die Zeit, Nr. 14, 29.3.1996).

Der Mikrobiologe Richard Lacey, Professor an der Universität in Leeds, forderte schon 1990 die Tötung aller infizierten Rinderherden. Zu diesem Zeitpunkt hätte es sich um sechs Millionen Rinder gehandelt. Lacey hielt es für viel zu gefährlich, solche Maßnahmen weiter zu verzögern. Wegen seiner Ansichten wurde er wiederholt öffentlich diffamiert.

Die Tierärztin Marja Hovi war Angestellte einer Veterinärpraxis. Ihre Aufgabe umfaßte die Ausstellung von Unbedenklichkeitsbescheinigungen für Rinder an britischen Schlachthöfen. Als sie sich weigerte, die Bescheinigungen bei fehlendem Herkunftsnachweis der Tiere auszustellen, wurde sie entlassen. Nach Angaben der britischen Behörden war ihr Verhalten jedoch korrekt, hätte gegenüber den Schlachthöfen zu Konsequenzen geführt und stünde in keinem Zusammenhang mit ihrer Entlassung.

Im Februar 1995 führte Bundesgesundheitsminister Horst Seehofer aus, Muskelfleisch berge keine Gefahren. Offensichtlich bedeutete ihm das Urteil von Prof. Heino Diringer nicht sehr viel. Prof. Diringer ist Leiter für das Fachgebiet Unkonventionelle Viruskrankheiten am Robert-Koch-Institut in Berlin. Er ist überzeugt, daß eine Übertragung des BSE-Erregers auf den Menschen nicht mit Sicherheit ausgeschlossen werden kann, ein Nachweis wegen der möglicherweise langen Inkubationszeit im Moment aber unmöglich ist. Zusammen mit seinem Mitarbeiter Arpad Somogyi setzte er bereits im Jahr 1994 durch, daß diese Einschätzung von der EG ins Protokoll aufgenommen wurde. In Deutschland warnten 1994 auch andere Fachleute davor, die Gefahr von BSE zu unterschätzen. Der Tierarzt Oskar-Rüger Kaaden, Professor für Mikrobiologie an der Universität München, hielt die bisherigen Schutzmaßnahmen für unzureichend. Einen Importstopp für Fleisch forderte der Berliner Biochemiker Axel Räber. Der Neuropathologe Jürgen Bohl von der Universitätsklinik Mainz erkannte eine Zunahme der CJK-Erkrankungen in Deutschland. Anfang Mai 1994 war Minister Seehofer immerhin so beunruhigt, daß er vor einer Katastrophe wie bei Aids warnte. Er drohte einen deutschen Alleingang mit dem Ziel weitreichender Einfuhrverbote an. Anfang 1995 schätzte er die Gefahr anscheinend wieder deutlich geringer ein. Auch die Aussagen von Ernährungsminister Jürgen Borchert lassen sich nur schwer verstehen: Am 11. März 1994 erklärte er noch im Bayerischen Rundfunk, es gehe um ein grundsätzliches Einfuhrverbot für britisches Rindfleisch. Am 26. April 1994 tagte der EG-Agrarministerrat in Luxemburg. Dort vertrat Jürgen Borchert nun plötzlich die Ansicht, der Export aus Großbritannien müßte auf Fleisch von Rindern unter drei Jahren beschränkt werden. Die entsprechenden Herkunftsbetriebe müßten seit vier Jahren BSE-frei sein.

Ende November 1995 bestritt der britische Landwirtschaftsminister Douglas Hogg jeglichen Zusammenhang zwischen CJK und BSE. Zu diesem Zeitpunkt wußte die britische Regierung aber bereits von einem statistischen Anstieg der CJK-Erkrankung unter Rinderfarmern. Zwei Teenager, 16 und 18 Jahre alt, waren ebenfalls an CJK erkrankt. Der britische Verbraucherverband erklärte im März 1996, Regierung und Experten hätten die Verbraucher verächtlich behandelt und Risiken verschwiegen.

Der Verzehr von britischem Rindfleisch wurde in diesem Zeitraum bei britischen Politikern zum Glaubensbekenntnis. Joe Gummer, der damalige Landwirtschaftsminister, verzehrte bereits 1990 zusammen mit seiner kleinen Tochter in der Öffentlichkeit Hamburger. Selbst nach dem 20. März 1996 setzte sich die Werbung für Rindfleisch fort. Abgeordnete im britischen Unterhaus forderten die Bevölkerung auf, jetzt erst recht Rindfleisch zu essen. Sir Kenneth Calman, der höchste britische Gesundheitsbeamte, gab bekannt, er werde weiterhin Rindfleisch essen. Auch Bundeskanzler Helmut Kohl ließ sich Ende April 1996 in London Rindfleisch servieren. Nach seinem Mittagessen mit Premierminister John Major verweigerte er jedoch die öffentliche Erklärung, daß britisches Rindfleisch ungefährlich sei. Anfang Mai befand sich der bayerische Ministerpräsident Edmund Stoiber in der englischen Hauptstadt. Beim Mittagessen mit dem britischen Außenminister gab es »Beef Wellington«.

Während ein Teil der Experten glaubt, eine Übertragung von BSE auf den Menschen sei nur in Einzelfällen möglich, zeichnen andere Wissenschaftler ein ausgesprochen düsteres Zukunftsbild. Richard Lacey spricht von einer Epidemie mit 5.000 bis 500.000 Opfern. Der Amerikaner Stephen Dealler, Professor für Mikrobiologie in Birmingham, hält eine Zahl von zehn Millionen Toten bis zum Jahr 2010 für möglich. Selbst der Chef des SEAC, John Pattison, kann sich vorstellen, daß ebenso viele Menschen an CJK erkranken und sterben werden wie an Aids.

2. Drohende Ausrottung der britischen Rinder

Die Bekämpfung von Tierseuchen verfolgt aus tiermedizinischer Sicht drei Ziele:

- Erhaltung der Gesundheit von Tieren
- Verhinderung von Zoonosen
- Sicherung des wirtschaftlichen Ertrags bei Nutztieren.

Die Erhaltung der Gesundheit der Tiere ist bei den britischen Rindern nicht mehr möglich, abgesehen von einer absoluten Einhaltung des Fütterungsverbots für Tiermehle. Als oberstes Gebot gilt vorerst der Schutz der Menschen vor einer Ansteckung.

Nach den bei Redaktionsschluß im Juni 1996 vorliegenden Plänen werden die Briten alle Rinder töten, die älter sind als 30 Monate. Das betrifft vier bis viereinhalb Millionen Tiere. Zusätzlich sollen rund 80.000 jüngere Rinder aus besonders stark infizierten Herden unschädlich beseitigt werden. Die Regierung wird zur Durchführung dieses Bekämpfungsprogramms etwa 150 Sammelstellen einrichten, dabei handelt es sich um Schlachthöfe und Viehmärkte. Die stark erregerhaltigen Teile – Kopf, Rückgrat, innere Organe – werden in speziellen Verbrennungsöfen vernichtet. Der Rest der Rinderkadaver wird zu Tierkörpermehl verarbeitet, das danach verbrannt oder als Sondermüll gelagert werden muß. Ob die Tötung dieser Rinder ausreichen wird, um den Rinderwahnsinn zu besiegen, weiß zum heutigen Zeitpunkt niemand. Die Tierärztin Kari Köster-Lösche fordert seit Anfang 1995 die unschädliche Beseitigung des gesamten britischen Rinderbestandes, das sind über elf Millionen Rinder. Selbst der britische Gesundheitsminister, Stephen Dorrell, hat öffentlich bekannt, daß womöglich der gesamte Bestand geopfert werden muß. Dies wäre der Fall, wenn es im Jahr 1997 mehrere hundert CJK-Opfer geben sollte.

In der Tat gibt es Hinweise darauf, daß der jetzige Vernichtungsplan unvollständig sein könnte. Mehr als 26.000 BSE-befallene Rinder wurden nach dem Verbot der Kadavermehl-Fütterung geboren. In den ersten drei Monaten 1996 erkrankten 2.998 Rinder an BSE, bei 75 Prozent von ihnen bestand bei der Geburt bereits das Fütterungsverbot. Die Veterinärversuchsanstalt in Weybridge beschäftigt sich seit einigen Jahren mit der möglichen BSE-Übertragung von Muttertieren auf die Kälber. Dazu hält man in Weybridge 315 Testtiere, die von BSE-infizierten Kühen geboren wurden. Bis Ende März 1996 erkrankten 44 Testtiere an BSE, wobei verseuchtes Futter als Ansteckungsursache ausgeschlossen werden kann.

Die Vernichtung einer millionenfachen Zahl an Rindern stellt Großbritannien vor große organisatorische Probleme. Mit einer Verspätung von etwa einer Woche begann Anfang Mai 1996 die Beseitigung der Tiere. Der genaue Zeitplan und die Kontrolle der Sammelstellen waren noch nicht geklärt. Für einige Gebiete gab es noch gar keine Sammelstellen. Rund 200.000 schlachtreife Rinder befanden sich Mitte Mai auf den Bauernhöfen. Den Landwirten entstehen Futterkosten, während sie auf die Tötung der Tiere warten müssen. Zu diesem Zeitpunkt konnten maximal 1.000 Rinder pro Woche verbrannt werden. Daher existierten Pläne, getötete Tiere zunächst in Kühlhäusern zu lagern. Anfang Mai legten die Briten in der EG den Plan vor, im Jahr 1996 noch 700.000 Rinder zu töten, also 15.000 Tiere pro Woche.

Auch in anderen europäischen Ländern müssen aus Großbritannien importierte Rinder beseitigt werden: Die Niederlande töteten bis Mai 1996 bereits 64.000 Kälber, in Frankreich sollen 80.000 Tiere unschädlich beseitigt werden. Für 27.000 britische Rinder in Belgien ist bislang noch keine Entscheidung gefallen. Die deutschen Bundesländer verfuhren unterschiedlich: In Brandenburg wurden 49 Tiere unschädlich beseitigt. In Mecklenburg-Vorpommern stehen die importierten Rinder unter Beobachtung; 64 von 466 Importtieren werden in Bayern beobachtet, elf britische Tiere wurden bereits 1995 getötet.

Die Kosten der Massentötung belaufen sich nach Angaben der britischen Regierung auf 1,24 Milliarden DM pro Jahr. Davon wird die EG 70 Prozent übernehmen, wie dies auch bei der Bekämpfung der Schweinepest der Fall war. Bei der Tötung von 4,5 Millionen Rindern beträgt der Anteil der EG also etwa 5,4 Milliarden DM, 1,6 Milliarden davon muß Deutschland beisteuern. Bei einer Vernichtung des gesamten britischen Rinderbestandes würden sich die Kosten auf rund 22 Milliarden DM erhöhen. Die Landwirte werden dabei pro getötetes Rind 1.130 DM erhalten. Zur Stützung des Rindfleischmarkts kaufte die EG bereits 50.000 Tonnen Rindfleisch auf, um es in den Kühlhäusern zu lagern. Mitte Mai 1996 betrug der Umsatzrückgang bei Rindfleisch in Großbritannien 30, in Frankreich 40 und in Deutschland fast 50 Prozent. Allein für Bayern belaufen sich die fehlenden Einnahmen auf 15 bis 20 Millionen DM monatlich. Großbritannien beklagte bis Mitte Mai bereits den Verlust von mindestens 10.000 Arbeitsplätzen. Zudem sind Zehntausende von Menschen auf Farmen, Schlachthöfen und in der verarbeitenden Industrie akut von der Arbeitslosigkeit bedroht. Die britische Rinderindustrie beschäftigt insgesamt rund 500.000 Menschen. Besonders tragisch gestaltet sich die Lage der Landwirte in Schottland und Wales. Viele von ihnen haben ihren Rindern nie Tierkörpermehl gefüttert, genauso wie fast alle ihre Kollegen in den übrigen EG-Staaten. Trotzdem droht auch diesen Herden die Tötung, da die Tiere wegen einer verlängerten Mastdauer zum Großteil älter als 30 Monate sind.

Die Pharmaindustrie arbeitet an der Entwicklung von Testverfahren, die den Nachweis von BSE ermöglichen sollen. Ein Test auf histologisch-chemischer Grundlage der Firma Proteus International ist nach Firmenangaben bereits erfolgreich an Rinderhirnen getestet worden. Die Firma will das Verfahren soweit verfeinern, daß in Zukunft sämtliche Fleischprodukte auf BSE hin untersuchbar sind. Das Unternehmen Elektrophoretics beschäftigt sich mit Nachweismöglichkeiten von BSE an lebenden Rindern.

Seit Verhängung des weltweiten Exportverbots am 27. März 1996 kämpft die britische Regierung verzweifelt darum, wenigstens eine teilweise Aufhebung dieser Regelung zu erreichen. Zeitungen und auch Politiker machen zunehmend die anderen EG-Staaten für die Lage der britischen Landwirtschaft verantwortlich. Die Europäische Kommission will aber nicht nachgeben, solange Einzelheiten zum genauen Ablauf der BSE-Bekämpfung nicht geklärt sind. Kritisiert wird auch, daß die Kennzeichnung der britischen Rinder immer noch ungenügend sei, was die Kontrollen bei der Tötung der 80.000 besonders BSE-gefährdeten Rinder erschwert.

VIII. Mögliche Konsequenzen aus dem BSE-Skandal

Der Lebensmittelchemiker Udo Pollmer macht seit längerem darauf aufmerksam, daß es eine ziemlich einfache Methode gibt, das Risiko einer BSE-Infektion beim Menschen entscheidend zu verringern. Er fordert das EG-weite (am besten weltweite) Verbot, Gehirne von Nutztieren zur Herstellung von Lebensmitteln, Arzneimitteln und Kosmetika zu verwenden. Man kann annehmen, daß ein solches Verbot die betroffenen Industriezweige nicht überfordern würde. Auf jeden Fall könnte man dadurch das Ansteckungsrisiko senken. Das träfe sogar für den Fall zu, daß der BSE-Erreger doch deutsche Rinder oder auch Schweine und Hühner infiziert hat. Außerdem wäre es ein erster Schritt, um das vielbeschworene Vertrauen der Verbraucher wiederzugewinnen. Eine weitere Möglichkeit bestünde darin, die Verwendung von Tiermehlen jeglicher Art bei der Fütterung aller Nutztiere einzustellen. Der bayerische Landwirtschaftsminister Reinhold Bocklet erklärte zwar Ende April 1996 in einer Münchner Tageszeitung, die Tiermehlverfütterung an Schweine und Hühner sei kein Problem, wenn die Verarbeitungsstandards eingehalten werden. Die Untersuchung der Bundesanstalt für Fleischforschung beweist aber, daß eben diese Einhaltung der Verarbeitungsvorschriften schwerfällt.

Diese Schutzvorkehrungen sind nur die naheliegendsten Maßnahmen, um mit der Bedrohung von BSE leben zu können. Es bleibt zu hoffen, daß die schlimmsten Befürchtungen, zum Beispiel die von Richard Lacey oder Stephen Dealler, nicht eintreten werden. Die wichtigsten Konsequenzen des BSE-Skandals weisen aber auf eine übergeordnete Problematik hin: Es ist sicher der falsche Weg, BSE als eine zwar besonders bedrohliche, aber ansonsten nicht außergewöhnliche Infektionskrankheit anzusehen. Nicht nur in Großbritannien, sondern auch im restlichen Europa sollte manche Entwicklung in der Nutztierhaltung neu überdacht werden. Gerade die Großunternehmen im Milliardengeschäft mit dem Fleisch müssen sich darüber im klaren sein: Die Zeit für bloße kosmetische Korrekturen ist abgelaufen. Wenn es selbst unter dem Eindruck von BSE nicht gelingt, nach Qualität statt nach Quantität zu streben, dann kann es nur eine Frage der Zeit sein, bis sich der nächste Skandal ereignet. Die Fleischkonzerne müssen ihren Umgang mit dem Produktionsfaktor Nutztier endlich an das Tierschutzgesetz anpassen, andernfalls werden nur die Betriebe überleben, die dies schon vor langer Zeit getan haben. Die deutschen Bio-Bauern, das zeigen die Umsatzzahlen, gehen aus jedem Skandal gestärkt hervor. Auf die Vergeßlichkeit der Verbraucher ist kein Verlaß mehr.

Weiterführende Literatur

Becker, Werner: Zoonosen-Fibel. Berlin 1992.

Dahme, Erwin/Weiss, Eugen: Grundriß der speziellen pathologischen Anatomie der Haustiere. Stuttgart 1988.

Diringer, Heino/Özel, M.: Übertragbare spongiforme Enzephalopathien – wodurch werden sie verursacht? In: Spektrum der Wissenschaft, Heft 3, 1995.

Eberhard-Metzger, Claudia/Ries, Renate: Stichwort Viren. München 1995.

Eberhard-Metzger, Claudia: Stichwort Seuchen. München 1996.

Geißler, A./Rojahn, A./Stein, H.: Sammlung tierseuchenrechtlicher Vorschriften mit Erläuterungen. Starnberg. Stand 1. August 1995.

Heynkes, R.: Rinderwahnsinn – durch die moderne Medizin erst gefährlich. In: Therapiewoche, Heft 15, 1995.

Hörnlimann, B./Guidon, D./Griot, C.: Risikoeinschätzung für die Einschleppung von BSE. In: Deutsche tierärztliche Wochenschrift, Heft 2, 1994.

Kaaden, Oskar-Rüger: Unkonventionelle Erreger – Eine Gefahr für Mensch und Tier? In: Berl. Münch. tierärztliche Wochenschrift, Heft 2, 1994.

Köster-Löscher, Kari: Rinderwahnsinn – BSE. München 1995.

Krauss, H./Weber, A.: Zoonosen. Köln 1986.

Prusiner, Stanley: Prionen-Erkrankungen. In: Spektrum der Wissenschaft, Heft 3, 1995.

Rifkin, Jeremy: Das Imperium der Rinder. Frankfurt–New York 1994.

Rolle, Michael/Mayr, Anton: Medizinische Mikrobiologie, Infektions- und Seuchenlehre. Stuttgart 1993.

Sambraus, Hans Hinrich: Atlas der Nutztierrassen. Stuttgart 1986.

Sebitz, H. J./Bisping, W.: Tierseuchen und Zoonosen. Alte und neue Herausforderungen. Stuttgart 1995.

Straub, O. C.: Zur gegenwärtigen Situation der BSE im Vereinigten Königreich. In: Tierärztliche Umschau, Heft 4, 1993.

Weissmann, Charles: Prionen – Katalysator des Wahnsinns. In: Bild der Wissenschaft, Heft 3, 1994.

Zell, Rolf Andreas: Die Jagd nach den Prionen. In: Bild der Wissenschaft, Heft 11, 1990.

Stichwortregister

Verzeichnis der Grafiken und Tabellen

Helmut Zöpfl

ABER LEBN DES MÖCHT I BLOß IN BAYERN

Illustrationen von Ernst Hürlimann

Rosenheimer

Inhalt

Aus bayrischen Landen und Städten

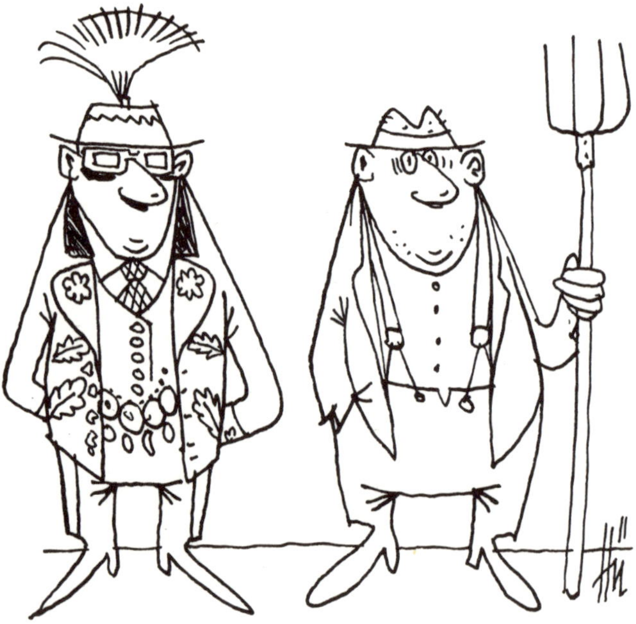

Bloß ganz kurz . . .

In Rio de Janeiro an Karneval feiern,
auf am Schifferl um Cap Horn rumsteuern.
Im Wiener Prater Schiffschaukel hutschen,
in Istanbul an türkischen Honig lutschen.
In Glasgow an schottischen Whiski probiern,
in Heidelberg kurz sei Herzerl verliern.
In Australien mit de Kängeruh um d'Wettn hupfa.
In Ägyptn in de Pyramidn neischlupfa.
In Tirol auf de Berg aufekraxln,
in Kitzbühel de Ski für a Abfahrt wachsln.
In Athen weiße Rosn abbrocka
und in Sylt auf der Buhne 16 hocka.
An Koffer in Berlin steh laßn
und am Himalaja Alphorn drom blasn.
In England in am Geisterschloß hausn,
in Monte Carlo bei am Rennats mitbrausn.
In Hongkong mit Staberl eßn versuacha,
in New York an Beckenbauer Franz bsuacha.
A Reise dorthin, de waar gar net schlecht,
des alles san Sachan, de wo i gern möcht,
des alles, des daad i ganz kurz gern mal doa,
bloß *lebn*, des möcht i in Bayern alloa.

Ellerbätsch

„Kennst du den See hinter Trinidad,
da wo ma fast wia a Kini badt?
Woaßt du, wo in Mexico-City
zum Tequila ma geht exquisit hi?
Hast in Tokio scho in dem Geisha-Schuppen
probiert de Original-Haifisch-Suppen?
Kennst den Yoga-Club du in Neu Delhi,
wo der Gandhi – Gott habn seeli –
oiwei drin am Vernehma nach gwen is?
Warst du schon in White-House zum Imbiß?
Kennst du in Neufundland den Ladn,
wost an Lachs kaufa konnst ohne Gratn?
Kennst du de Dschungel-Safari,
wost auf Viecher derfst schiaßn, ganz rare?
Warst du scho am Himalaja
zur Nepaler-Sonnwendtanzfeier?
Kennst du in Bangkok de Thaimadl,
de wo massiern dir ganz frei a Wadl?"
„. . . Na leider war i no nia da,
doch i kenn was anders dafür aa:
In der Näh von Forstenried hintn
an Wald, wost no Reherl konnst findn.
A Bauernwirtschaft, a ganz kloane,
wiast nimmer vui findn werst – moani –,
wo der Wirt no selber duad schlachtn,
wost an Preßsack kriagst, an selbngmachten,

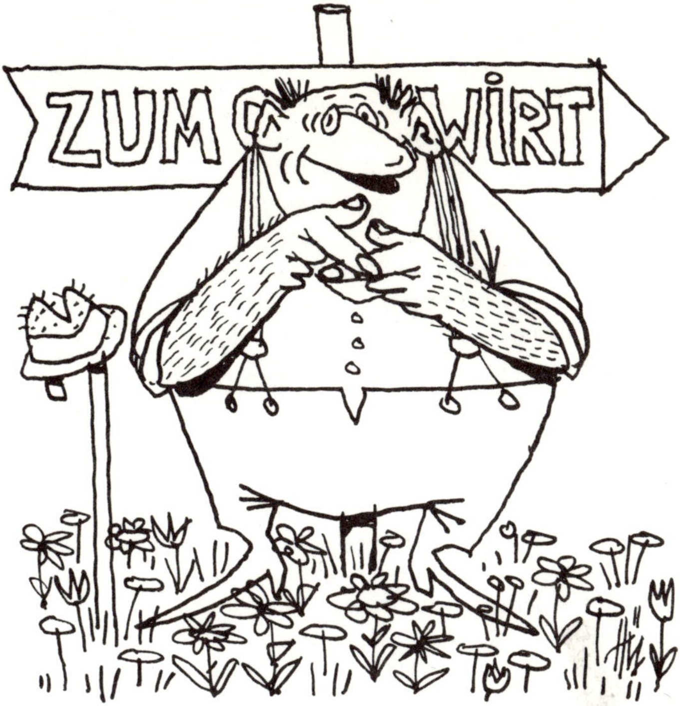

da wo ma dazua wirklich „Sie“ sagt,
wo d’Wirtin dir an dein Tisch hitragt,
panierte Schnitzel Mordstrümmer,
und wo de Preise no stimma.
Doch wo des is, sag i leider
ellerbätsch – net dir amal weiter.“

Was nutzt's?

Am Hingerl, wiara mit'm Spät,
seim Spezi, grad spazieren geht,
fragt oaner, der wo ganz bestimmt,
von drom wo aus'm Nordn kimmt:
„Sagn Sie mir bitte, guter Mann,
wie ich zum Stachus kommen kann?"
De zwoa, der Hingerl und der Spät,
schaugn bloß und gebn koa Antwort net.
Der drauf versuacht nomal sei Glück:
„Do You speak English, do You speak?"
De schaug'n bloß recht komisch o.
Da fragt nomal der guate Mo
französisch: „Parlez-vous Francais?"
Sie dean, als daadns nix versteh.
Jetzt fragt der ander nach und nach
bald in der oan, bald andern Sprach.
De rüahrn se und de reibn se net.
Jetzt werds eahm z'blöd, und er geht weg.
Da stoßt der Spät an Hingerl o
und moant: „Was sagst jetzt, Hund sans scho
de Preußn, was de fei
für fremde Sprachn kenna gei!"
„Mag sei", moant der, „scho möglich grad,
sag selber, was' eahm gholfa hat?"

Des Wilderers Protest

Horch! Heut abend singt er wieder
in dem Hüttlein tief im Wald,
singt zum Alphorn seine Lieder.
Hört ihr's, wie das Echo schallt.

Und von überall her eilet
Ureinwohner, Feriengast,
eilet, um dabei zu weilen,
keiner möcht, daß er's verpaßt:

Wenn der alte Wildschütz Simmerl
– längst schon ist er pensioniert –
rüstig noch mit fester Stimme
singt und tanzt und musiziert.

Andachtsvoll sitzt man im Kreise,
und man lauscht dem greisen Sang,
und der Nachtwind trägt die Weise
weit am Waldessaum entlang.

Von der Jugend singt der Alte,
von der Kindheit schwer und hart,
wie er Förster werden wollte,
aber dann zum Wilddieb ward.

Von der Mutter, die dem Vater
grausam brach den Treueschwur,
weil sie heimlich ihn verlassen,
und als Maat zur See ausfuhr.

Und das Alphorn klingt so traurig,
heimlich manche Träne quillt,
und das Lied, es klingt so schaurig,
wenn es zum Protestsong schwillt.

Schonungslos singt er zum Horne,
was er alles ändern möcht.
Und mit einem heilgen Zorne
ruft er: „Das System ist schlecht!"

Wütend greift er in die Tasten
seines Alphorns und er droht:
„Nieder mit den alten Klassen
und dem Kapital den Tod!"

Virtuos zupft er die Klampfe,
ohne Scheu und ungeniert
ruft er auf zum Klassenkampfe:
„Mia san zweng privilegiert!"

„Ändert's", schreit er, „unser Gsellschaft,
lest's an Engels und an Marx!
Macht's net einfach aa so weiter,
sonst sieg i für d'Zukunft schwarz!"

Dann sinkt er ermattet nieder,
leis bewegt er seinen Mund:
„Alle diese meine Lieder",
tut er dann den Hörern kund . . .

„Alle diese meine Lieder",
wiederholt er monoton,

„sind jetzt als
‚Simmerl'-Protest-Langspielplatte
für nur 14,80 DM das Stück
in jedem Schallplattengeschäft
erhältlich,
erschienen bei Deutschlands
größter Schallplattenfirma
Elektrophon."

Der Jubilar!

„Hingerl Vadda, der Reporter waar da!"
„Ha"?
„Er moant, obst eahm a Interview gebn daast,
weilst dein Hundertsten hast!
Derf er einer?"
„Zwengs meiner."
„Guten Tag, Herr Jubilar,
im Rahmen der Rundfunkhörerschar
darf ich, den hundert Jahr jetzt zieren,
von Herzen heut Ihnen gratulieren!
Für unsere Hörer jetzt eine Frage:
Heute an diesem besonderen Tage,
wie fühlt man sich da ganz ehrlich dabei?"
„Ja mei"
„Und wenn man zurückschaut, was denkt man denn so?"
„Ja no!"
„Sie haben bestimmt viel erlebt hie und da?"
„Ha?"
„Sie haben bestimmt vieles erlebt hie und da?"
„Ja, ja!"
„Bestimmt war viel Gutes und Schönes dabei?"
„Ko scho sei!"
„Zum Schluß noch, worauf führens denn im Blick
Ihr ungewöhnlich hohes Alter zurück?"
„Mei Alter, mei hohes, ja natürlich da können
den Hörern zwei wichtige Gründe Sie nennen:
1. Die Spreizfußeinlage ‚Fußweh-Ade'
nur echt mit der goldenen Hingerl Zeh
2. Das neue Kartoffel-Fertiggericht,
‚Hingerl-Aktiv', das auch hält, was es verspricht.

Es könnte aber sein, daß ich bald andere Gründ
für mein hohes Alter demnächst noch findt.
Geh ruafens mi bittschön morgn nomal o,
mei Werbemanager verhandelt da no!"

Schmankerl

„Seit neuestem", hat er gsagt, „bin i ganz versessen
auf a gscheits ausländischs Essen.
Weil de Kost, de ma bei uns sonst serviert,
in unserer Wirtschaft oft z'langweilig wird.
Gott sei Dank, daß jetzt aa unser Stadt
Spezialitäten-Lokale, fremdländische, hat.
Es is scho was Feines a chinesisches Gu Lao Jou
mit am Reiswein, an warma, im Lokal vom
Wang-Fu,
oder a jugoslawisches Cevapcici
mit am Plavac, an rotn, des is was für mi.
A Kaukasusschmankerl, von der Krim dann a Sekt,
da bin i zum habn, weil ma der so guat schmeckt.
Aa a indonesisches Reisgericht
und a Bambusschnapserl is für mi a Gedicht.
Und italienische Canelloni,
a Lambrusco dazua, san gwiß aa net ohne.
... Apropos Italien – des Jahr bin i aa da,
ganz klar, versteht se, wieder in Grado,
weil da, da kenn i a pfundigs Lokal,
da fuist di dahoam in der Kneipn jedsmal.
Denn da kriagst Münchner-Bier, original
garantiert,
und, wia dahoam, echt bayrische Küche serviert.«

Ahnenforschung

Daß de Bajuwaren
unsere Vorfahren waren,
des wiß' ma.
Und trotzdem vermiß' ma
leider ganz schwer
de Auskunft, woher
daß de eigentlich kumma.
Vom Böhmer-Wald umma
auf kürzester Streck?
Oder weiter her weg?
Vom Schwarzen Meer gar,
was dann der Grund waar,
wenn bei uns dann und wann
„schwarze Mehrheitn" san.
Wieder andere haltn
de Keltn, de altn,
für de richtign Ahndl
vom weißblauen Landl.
Aa des machat nix,
wenn i mit'm Asterix
über vui hundert Jahr
vielleicht bluatsverwandt waar.
Wichtig is, daß de Bajuwaren
als erste da waren,
daß' als erster Stamm
hergfundn ham,
und net de Borussen und Sachsen.
Daß de z'langsam warn auf de Haxen.
Und drum müaßns aa büaßn,
weils mitm Oferrohr zu uns
ins Gebirg neischaugn müaßn.

Der kleine Fehler

„Ja grüaß di Alise, wia geht's?
Dei Tochter, hoaßt's hätt gheirat jetz?
Wia is der Schwiegersohn na, ha?
Bist mit eahm einverstanden aa?"
„I kaant net klagn, a netter Kerl
ansonst mei Schwiegersohn, der Spörl,
sehr fleißig und aa grundsolid,
wenn ma oan Fehler übersieht,
oa Laster hat er halt, a kloans."
„A Laster, sagst? Was denn für oans?"
„Ja mei, er konn net Kartenspuin!"
„Nix anders? Ja um Himmeswuin,
des is doch nix, geh weiter, kimm.
Findst du denn des vielleicht gar schlimm,
wenn der Herr Spörl net kartln duad?"
„Net kartln moanst, ja du bist guat.
Deswegn bin i ja so wuid,
daß er's net konn – und trotzdem spuit."

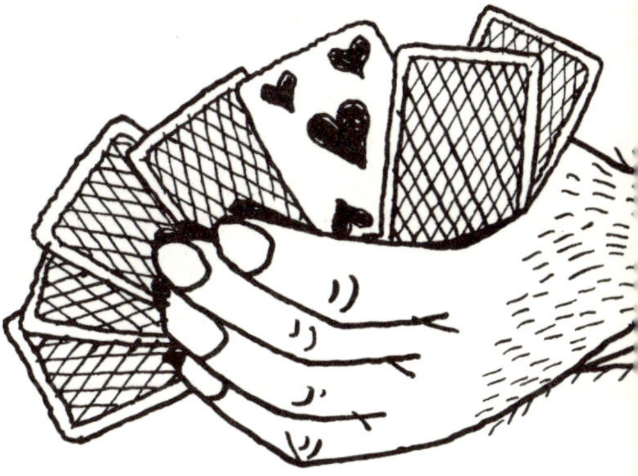

Oktoberfest-Dischkurs

Der Hingerl hockt am Bierzelttisch
und trinkt sei Maß schee staad.
Dazua macht er mit'm Steckerlfisch
a kloane Brotzeit grad.
„Gestatten Sie", fragt oaner da,
„ist dieser Platz noch frei?"
Und wia der Hingerl nix sagt, na
hockt er se hi aa glei.
Gesprächig hat er aa sofort
's redn ogfangt: „Lustig hier!
Und die Musike, prächtig dort."
Der Hingerl trinkt sei Bier
und brummet bloß was in sein Bart.
„Ja, ja der Alkohol",
hat der an neuen Anlauf gstart,
„der bringt in Stimmung wohl?"
Koa Echo wieder weit und breit.
„Ein Hähnchen?" hat er gfragt
und auf den Fisch vom Hingerl deut.
Der hat koa Wörterl gsagt.
Was er aa redt, der guate Mo,
er hat koa bisserl Glück,
der Hingerl gibt auf nix net o
und schenkt eahm net oan Blick.
Auf oamal kimmt a Sammlerin
für Caritas ins Zelt.

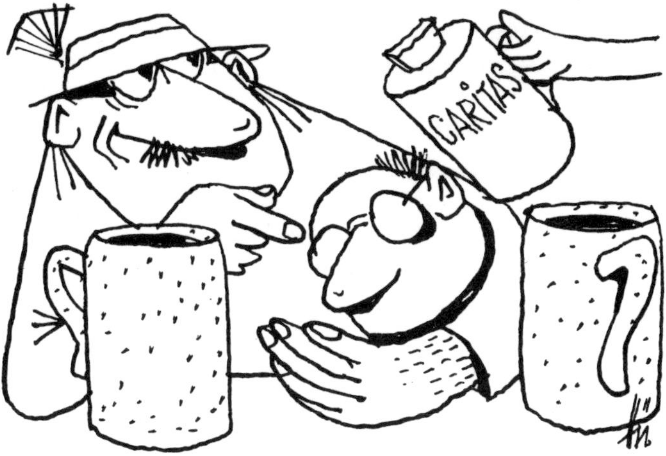

Wias herkommt, holt der aus Berlin
aus seiner Taschn 's Geld
und steckt ihr glatt an Zehner nei.
„Ui, gelts Gott", hat de gsagt,
hat se dann gwendt zum Hingerl glei
und nach a Spend eahm gfragt.
Da schaugt a bisserl auf bloß der,
zoagt auf den Preißn dann
und moant: „I und der Herr,
mia zwoa, mia ghörn ma zsamm".

Mitleid

As erstemal hat der Apfelbeck
in München bsuacht d'Pinakothek.
Lang bleibt er vor am Buidl steh:
„Mei", hat er gsagt, „des find i schee".
„Prometheus" steht dort auf am Schuid.
A Vogel pickt drauf auf dem Buid
am Mordstrum Lackl von am Mo,
der ogschnürt an am Felsn dro,
de Augn aufreißt vor Schmerz ganz stumm,
a bisserl in sein Inkreusch rum.
„Sie sagns mal", fragt der Apfelbeck,
an Führer, der grad übern Weg
eahm lauft: „Mir is net klar,
was stellt des Buidl dort denn dar?"
„Des is", moant der, „die schlimme Gschicht,
de Sage, wo de Götter 's Licht
Prometheus einst gestohlen hat
und dann sogleich für seine Tat
ihn traf der Götter großer Zorn.
Drum is er festgeschmiedet worn,
wies sehn, an einem tristen Ort,
an diesem großen Felsen dort.
Und außerdem kommt drüber naus
noch angeflogen, sehns, oh Graus,
ein Geier, der ihm außerreißt
die Leber und sie dann verspeist.
Und diese wächst zu seiner Pein
ihm wieder nach. Tagaus, tagein
frißt sie der Vogel weg dann schnell.
Bedauernswert der Ärmste, gell?"

Der Apfelbeck nickt mit'm Kopf:
„Da habns ganz recht, der arme Tropf,
des arme Viecherl, so a Plag:
Bloß Leber z'eßn kriagn jeden Tag!"

Parkplatz

In d' Stadt neigfahrn,
leider – mit'm Karrn.
Hätt's net doa solln –
an Parkplatz wolln.
Nach de erstn drei Rundn
koa Parklückn gfundn.
Umanandagirrt,
weiter draußn probiert,
aa nix gwen,
bloß Parkverbot gsehng.
. . .'s Benzin geht bald aus,
no weiter naus.
Nach a mordslanger Streck
a Lückn entdeckt.
Hab mi aa wia net gscheit
zwengs dem Parkplatzerl gfreut,
des mei Auterl jetzt hat.
. . . Bloß der Nam' von der Stadt,
in der i jetzt park,
interessierat mi stark.

Mundartdichterkongreß

Seit neuem wurlt's, des habts scho gspannt,
bei uns im ganzen Bayernland,
ob Feldafing, ob Unterwössen,
grad bloß mehr so von so Kongressen,
wo man de Mundart diskutiert
so wias in Bayern gsprochen wird.
Auf oan von dene hab i ghört
– und seitdem bin i leicht verstört –
so wia i redt
so stimmt des net,
obwohl i geborn
in Bayern bin worn,
waar mei Dialekt
a bisserl suspekt,
meine „a" waarn z'vui dumpf,
meine „e"-Laute z' stumpf,
und aa mit die „i",
da hauat's net hi,
rein grammatikal
waar's katastrophal,
und erst de Linquistik
waar ganz besonders mistig.
So gangat des leider
mit mir nimmer weiter.
Drum trau i seitdem
nimmer boarisch mi redn
seit dem Kurzreferat,
wo er gsagt des alls hat
der Herr Professor Uwe Kneese,
der Referent aus Blankenese.

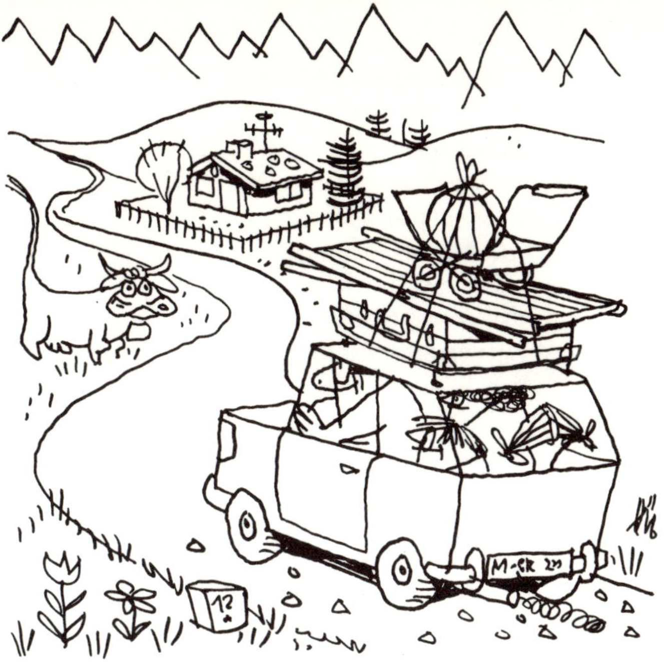

Leut in der Großstadt

Leut in der Großstadt,
hat er gsagt, des san Leut,
de vom Lande seinerzeit
in d'Stadt neizogn san,
damit's da dort dann
bloß werkln und hastn,
vor Arbad zum Rasten
net kemma,
damit's leistn se dann kenna
allsamm mitanand
a Häuserl am Land.

Telefongespräch

„Du, sag ma
ehrlich, magst du mi aa?"
„Ob i di mag?"
„Ja, sag ma's scho, sag!"
„Du woaßt doch, ganz gwiß,
daß des aa so is."
„Nacha sagst ma, wia fest,
daß du auf mi stehst!"
„Natürli ganz schwaar,
wiara Oanser, echt wahr!
Du woaßt doch wia i,
daß i alls daad für di".
„Was beispuisweis, denn?"
„Zum Beispui, ja a wenn
du's möchatst von mir,
na kaam i zu dir
so schnell wiara Pfeil,
waar der Berg no so steil,
waar de Schlucht no so breit,
waar der Weg no so weit,
so stoanig und schwaar
und voller Gefahr;
waar der Preis no so teuer,
trotz Flammen und Feuer
i kaamat ganz schnell
zu dir auf der Stell.
I schwaamm durch jeds Meer
wiara Fisch zu dir her!"
„Mei, is des alls wahr?"
„Natürli, ganz klar!"

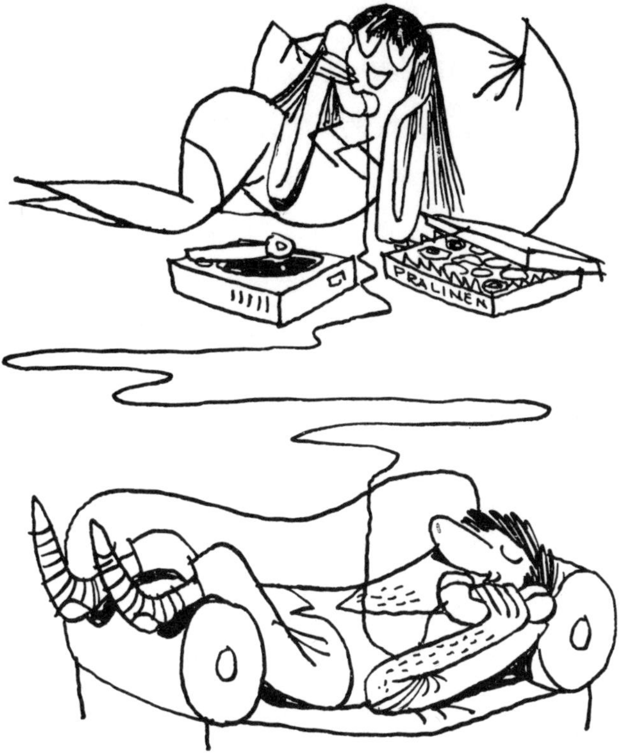

„Mei pfundig, dann kumm,
zu mir a weng rum!
I sehn mi nach dir,
kumm schnell umme zu mir!“
„Zu dir, jetzat glei?
Sag muaß des jetzt sei?
Sonst gern meinatwegn,
bloß net jetzt bei dem Regn!“

Von der Wissenschaft, von Lehrern und Kindern

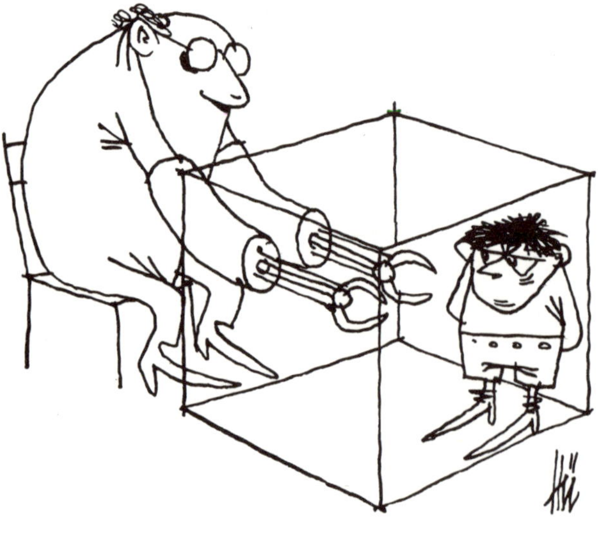

Lehrerkolleg

Mei Banknachbar in der Schui seinerzeit
war der Gerhofer Beni, des woaß i no heut.
Und mitm Beni, da hab i öfter aa gschwätzt.
Doch was des genau war, des woaß i erst jetzt.
Seit i mir as Lehrerkolleg hab oghört,
bin i Gott sei Dank genau aufgeklärt:
Des alls – so hat's ghoaßn – waarn Basisfaktoren,
milieufixiert teils, teils angeboren,
interprozessuale Grundphänomene,
de zwischn mir und am Gerhofer Bene
sich damals akustisch akzentuierten
und uns so zur Friktion initiierten.
Und mia, mia zwoa kloana Zwangsaggregate,
habn öfter aa gratscht wia der Moosbichler Ade,
weil am Ade sei Schichtenspezifität
koa solche linguistische Kapazität
wia bei uns zwoa peristotabilen Ratschkathln net
von vornherein damals möglich gmacht hätt.
. . . So is des verbal – komplexe System
seinerzeit wissenschaftlich gsehng gwen.
Und so is mir also seit gestern erst klar,
was des damals alles eigentlich war.
Und drum bin i nachträglich stolz gar net weni
auf de Ratscherei zwischen mir und am Gerhofer Beni.
Was mir doch damals in früaheren Jahren
für wissenschaftliche Fundgruben waren!

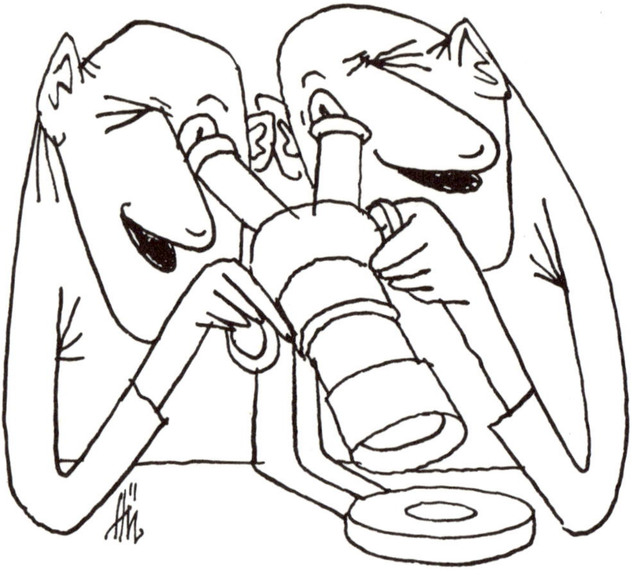

Forschungsergebnis

Und der Professor Dr. Huber
und sei Kollege Dr. Gruber
habn wissenschaftlich sehr fundiert
und streng empirisch orientiert,
vom Staat großzügig finanziert,
an Forschungsauftrag durchgeführt.
Und als Ergebnis vom Projekt
habn de Gelehrten jetzt entdeckt,
daß alle Kinder guat und gern
jeds Jahr zwölf Monat älter wern.

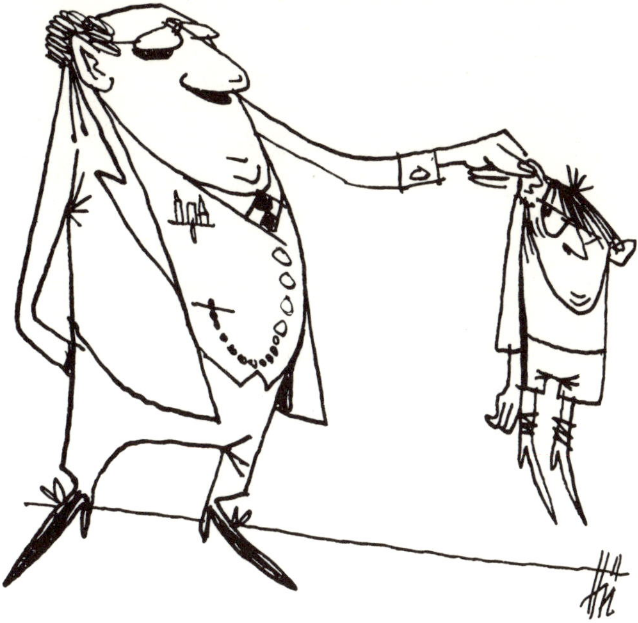

Lehrerkolleg – mißverstanden

Wenn mir net bald jetzt transparent wird,
daß dei Akkomodation funktioniert,
und di mei Interaktion sozial motiviert,
weil dei psychische Diskrepanz fluktuiert,
wenn also dei Zentralverhalten unbeirrt
weiter vor'm Marginalverhalten rumfiguriert
und mei Erregungspotential aktiviert,
werd i non-verbal kommunizieren
und dir Hundsgrippe glei oane schmiern.

Durchschnittswert

Was warn doch in der früahrn Zeit
no hinterm Mond de ganzn Leut,
wo man doch anno dazumal
no kaum hat kennt as Gsetz der Zahl,
wo auf Gebote oder Gwissen
de Menschheit hat no horcha müßn.
Doch Gott sei Dank is des vorbei.
Heut lebn wir alle brav und treu
nach der Statistik ihram Gsetz,
und wia des geht, erfahrts ihr jetzt:
Zerst duad ma d' Leut a Listn gebn
und fragts drauf aus nach dem, wias lebn,
laßts da und dort a Kreuzerl schreibn,
wia se se aufführn und was treibn.
Dann rechnet ma, so wia ses ghört,
von allem aus an Durchschnittswert.
Und was de mehran okreuzt ham,
des werd zur Norm und Regel dann.
Ob Eßnsgwohnheit, ob Moral,
des sagn Prozenta uns und Zahln,
des was zur Zeit der Durchschnitt duad,
is recht und richtig, schee und guat.
Bloß oans waar für mi interessant,
wenn an Statistiker ma faand,
sein Kopf ins kochats Wasser halt
und d' Füaß in oans, des wo saukalt,
ob se der guate Mo dann aa
im *Durchschnitt* pudelwohl fuit na.

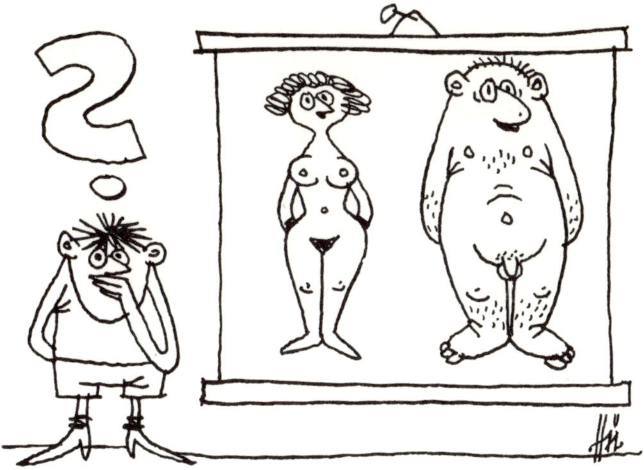

Sexualkunde

Wia's ganz genau geht,
hat der Erstklaßler gsagt,
und wia's klappt,
des hama in der Schui
alles scho ghabt.
Und aa, was des is,
und was ma da duad,
des hamma alls glernt,
des wüßt i recht guat.
Bloß oans, hat er gsagt,
hams uns no net beibracht,
warum ma des Ganze
eigentlich macht.

Wissenschaft

Und der Professor Sauer
und der Herr Dr. Mauer,
sei Assistent, habn jetzt entdeckt
in einem Wissenschaftsprojekt,
daß es besonders wichtig waar,
daß d'Kinder glei mit 3, 4 Jahr
in d'Schui scho dadn neigschickt wern.
Und vom Professor Schmid war z'hörn,
daß er ganz klar erkundet hätt –
empirisch, wia se se versteht –,
de Schui, de fangat vui z'früah o,
es langat aa mit neun Jahr no.
Und a Professor aus Berlin
hat jetzt erkannt mitsamt seim Team,
de Kinder müaßtn mehra doa,
sie müaßtn büffeln scho ganz kloa.
Und a Professor Kurz aus Bremen
hinwiederum is draufgekemen,

daß des mit'm Lerna net so gaang,
früah Lerna des waar Leistungszwang,
was rauskaam, waar der höchste Streß.
Und auf am Wissenschaftskongreß
hat der Professor Hagemann
unwiderlegbar festgstellt dann,
de Kinder müaßtn früah scho weg
von eahnre Eltern zu dem Zweck,
daß' möglichst bald de Freiheit spürn
und se se bald emanzipiern.
Und a Professor z'guaterletzt
hat etwas später rausbracht jetzt,
wia ungeheuer wichtig 's waar
– streng wissenschaftlich gsichert, klar –,
daß alle Kinder möglichst lang
bei eahnre Eltern dort no san.
Wia dadn ma uns in der Erziehung doch schwaar,
wenn uns net so a Huif de Wissenschaft waar.

Statistisch gedacht

Neulich bin i ganz schockiert gwesn,
weil da hab i in a Statistik drin glesn
und hab zu meim Entsetzen jetzt gspannt,
daß i – und des find i scho allerhand –
net ganz übereinstimm mitm Durchschnittswert,
so wia se des normalerweis ghört.
I hock vui zweng am Fernseher dro
und schaug ma vui z' wenig Sendungen o,
de wo de meisten Leut gern oschaugn.
. . . Akrat des „Falsche“ duad mir schein's oft
taugn.
I wasch mi mit der falschn Soafa jedsmal,
was i iß, was i trink, is aa net normal
und aa sonst is a so, daß des Gfui i oft hab,
i weich öfter mal vom Durchschnittswert ab.
Ob Kleidung, ob Wohnung, ob Hobby, Moral,
bei mir stimmt's oft net rein prozentual.
I wer mi no bessern, des hab i mir gschworn,
no is Hopfen und Malz bei mir net verlorn.
Bloß oans macht mir Sorgn, weil i grad lies,
daß Karies jetzt a Zeitkrankheit is.
Bei der letzten Ermittlung hat se rausgstellt am End,
es leiden an ihra fast neunzig Prozent.
Und i Depp hab koane, was soll i jetzt doa?
I kimm mir ja glatt als outsider vor.
Wo bring i denn bloß a Karies her?
Jetzt geh i zum Zahnarzt, vielleicht huift mir der.

Bildungsauslese

„Wenn ma des hört“,
hat se der Hingerl empört,
„was alls heut aufs Gymnasium geht,
versteh i des net.
Und wennst erfahrst, was des kost,
na sag i bloß: ‚Prost‘.
Und wer des alls zahlt?
Ja, unseroans halt.
Wenn i was z’sagn hätt“,
hat er gmoant, „gaab’s des net.
I waar da scho strenger,
na waarns glei vui wenger,
de wo da studiern
und uns ruiniern.
I waar rigoros,
da kaamatn bloß
ins Gymnasium eine
de geeignetstn Kinder
. . . und m e i n e“.

Anto-Logie
(Idee J. Kreis)

Die Ente Henriette Daun
wollt nicht wie andre Enten-Fraun
ganz ohne alle Theorien
de jungen Entn bloß erziehn.
Drum hat se se immatrikuliert
und Pädagogik gschwind studiert,
hat's dann recht bald schee weit aa bracht,
an Doktor als „Päd-Ant" z'letzt gmacht.
Wia ihre Antn-Kinder dann
ganz kloa aus ihre Oa gschlupft san,
hat se se theoretisch gscheit
auf ihre Aufgab vorbereit
und wissenschaftlich wohl fundiert
de Kloana an aan See hingführt.
„Paßts auf", hats gsagt, „oans is wohl klar,
schwimma lernts bloß curricular,
des hoaßt, mia müaßn affektiv, psychomotorisch, kognitiv
den Schwimmlernvorgang z'erst mal sehn,
bevor wir dann in d'Praxis gehn.
Rein affektiv bedeutet das,
as Lernziel hoaßt: 's Wasser macht Spaß,
psychomotorisch hoaßts: beim Schwimma,
muaß der Bewegungsablauf stimma.
Und kognitiv waar, daß de Antn
von vornherein mitdenka kaantn.

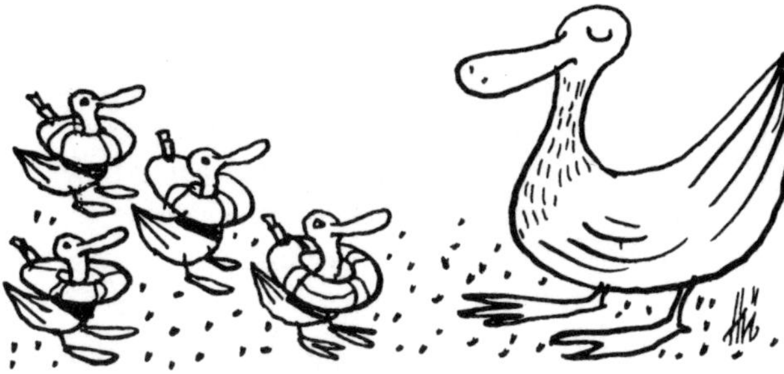

Des hoaßt beim Schwimma braucht ma 's Hirn,
drum muaß ma z'erst analysiern:
As Wasser is a Element,
des H_2O der Fachmann nennt,
und wenn's ins Wasser gehts, na geht des
nach dem Prinzip vom Archimedes.
Des hoaßt, ma woaß an was des hängt,
wenn's Wasser euern Leib verdrängt.
Und wia ma des berechnen konn,
erfahrt's jetzt in a Lektion . . ."
. . . Während ihrm Vortrag warn de Junga
ins Wasser einfach einegsprunga
und san im See glei umaduma
ganz lustig umanandagschwumma.
Wia des d'Alt siegt, duads an Schrei:
„Schwimmt's z'ruck um Gottswuin aber glei,
horcht's euch z'erst o de Theorie,
denn sonst lernt's ihr as Schwimma nie!"

Trost für Lehrer

Heut gibt's Institute, de wo beweisen,
daß grünäugige Babies sehr seltn vergreisen,
daß im Vergleich zwischen Bayern und Inder
genauso jung auf d'Welt komma Kinder.
Heut gibt's Institute, de erforschen mit allen Schikanen,
daß Legasthenikerbuam mit adlige Ahnen
und sommersproßige Kaminkehrer Zwilling
und linksgescheitelte Akademiker Drilling
in Bayern sowohl als aa in Preußen
beim Gähnen oiwei as Munderl aufreißen,
und warum ihre Eltern über lustige Sacha
vui mehr als wia über traurige lacha.
Warum im Sommer in Oberstaufen
d'Grundschüler mehr wia im Winter barfuaßat laufen.
Über solchane Sachan und sonst allerhand
habn d'Wissenschaftler wichtige Daten beinand.
Über solchane Sacha werd für teures Geld
tatsächlich a wichtige Forschung ogstellt.
I versteh gar net, daß d'Lehrer klagn nacha,
de Wissenschaft daad für de Praxis nix macha.

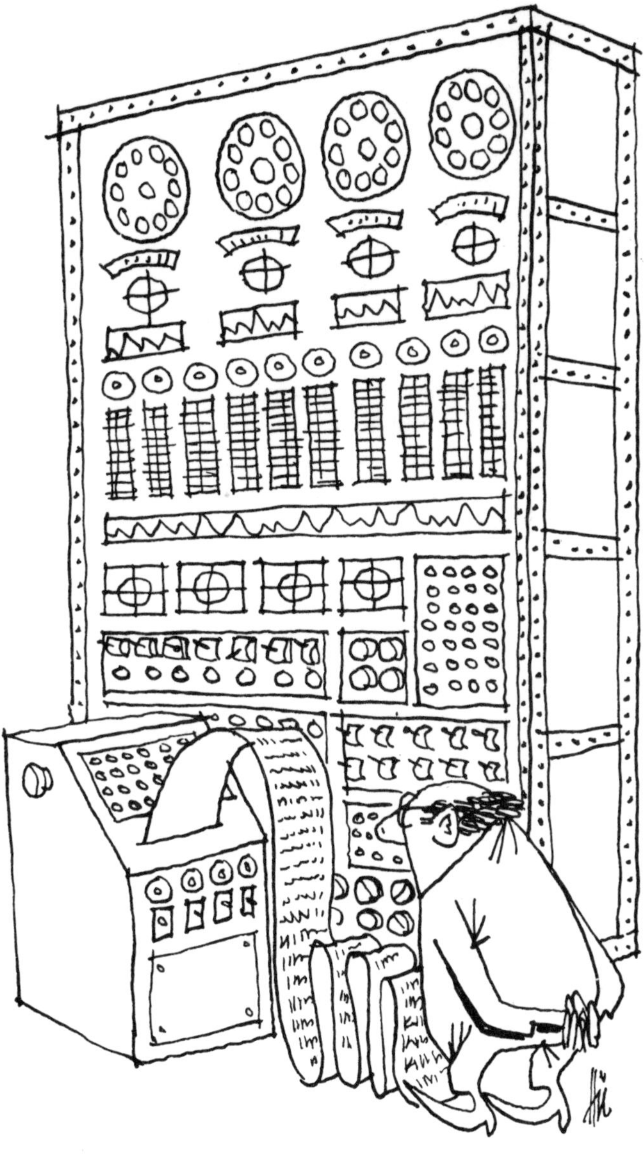

Kommissionen

Der Kommissionsvorsitzende
hat in der Hauptkommission erklärt,
es waar net verkehrt,
wenn kommissionsweis beraten werd,
ob ma net a Oberkommission gründt,
de wo raus dann findt,
was für a Nebenkommission für den Beschluß
eigsetzt wern muß,
damit a Fachkommission durchdiskutiert,
ob net überlegt wird,
daß ma de Hauptkommission vielleicht
gar nimmer bräucht
und eventuell jetzt
durch a Unterkommission kommissarisch ersetzt.

Sitzung

Sitzung ogsetzt,
highetzt,
abghetzt
se higsetzt,
se zsammgsetzt,
ausanandergsetzt,
d'Tagesordnung festgsetzt,
wieder abgsetzt,
ersetzt,
Kommissionen eigsetzt,
Kommissionen bsetzt,
umbsetzt,
gschwätzt,
nix gsagt,
vertagt
z'letzt,
neu ogsetzt,
vui san zsammkumma,
nix is rauskumma,
Sitzung umma.

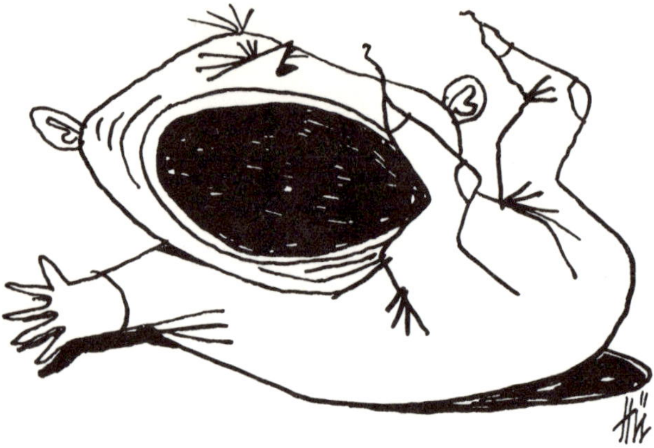

Emanzipation

A Freund von mir, a Pädagog,
der up to date is, ohne Frag,
hat wissenschaftlich jetzt begründt,
emanzipiert sei muaß scho 's Kind.
Entscheiden muaß as Kind, ob so, ob so,
ob anders, wann, warum, wia, wo.
Mei Freund, des is a Mann von Tat.
Wia jetzt sei Frau a Kind kriagt hat,
na war mei allererste Frag:
„A Bua oder a Madl, sag?"
„Ja du bist guat", moant der, „ja mei,
da mischn mia uns doch net drei.
Ob Bua, ob Madl muaß beizeiten
as Kinderl ganz alloa entscheiden."

Ferien

Der Lehrer Bichler is jetzt schon
fast seit zwoa Jahr in Pension.
Da neulich kimmt er grad daher,
wia i an Marktplatz überquer.
„Ah, der Bichler", hab i gsagt,
„wia geht's Eahna denn?" hab i'n gfragt.
„Es geht scho", hat der gmoant, „ja mei,
es kaannt a bisserl besser sei."
„Ja, ja", sag i, „ganz ohne Gspaß,
Sie schaung aa wirkli drei recht blaß,
vui blasser, moan i, wia vor Jahrn,
wias in der Schui no Lehrer warn."
„Ja, ja", moant der, „da habns scho recht,
mia geht's aa net so guat jetzt, echt.
Seitdem, daß i koa Schui mehr hab,
gehn mir de Ferien halt ab."

Friedenserziehung

„Erstes Prinzip“, hat er gsagt, „is bei mir,
daß i bei meine Kinder probier,
eahna a Erziehung a guate zum Frieden zu gebn.
Und drum“, hat er gsagt, „werd’s bei mir net derlebn,
daß de an Kriagsfuim, an Western oschaugn
im Fernseher, weil halt de Filme nix taugn,
oder daß Kriagsspuizeugs ins Haus einekimmt,
weil de Sacha alle, des wißt’s ja bestimmt,
de kindlichen Aggressionen bloß wecka,
und Aggressionen kann i halt um’s Verrecka
dadrin in meim friedlichen Haus net vertragn.
Bei uns da geht’s ruhig her, des kann i euch sagn.
Und wer von den Kindern mir da net pariert,
der kriagt von mir sofort oane gschmiert.“

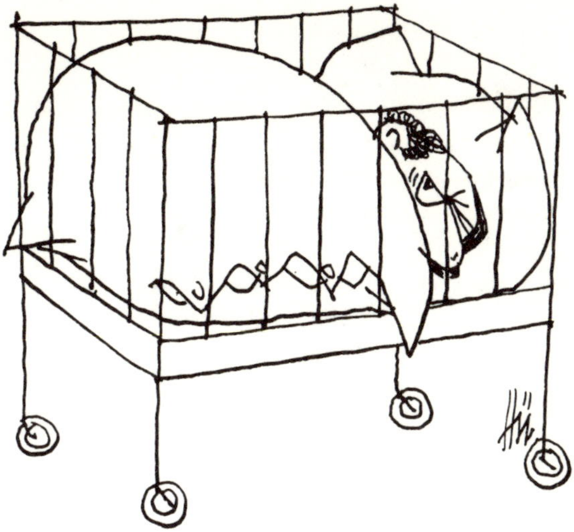

Aufsteh . . .

„Aufsteh, geh weiter, geh zua!“
„Na, i mag net, laß ma mei Ruah.“
„Los, raus mit dir, siebne is scho.
Um achte geht d'Schui wieder o!“
„Na, i hab koa Lust net auf d'Schui.
I mag net, i geh net, weil i net wui:
de Lehrer und d'Kinder, de mögn mi net gscheit.
Und deswegn werd gschwanzt, zum mindesten heut.“
„Nix da werd gschwanzt, ja schamst di denn net?
Du woaßt doch selbn, daß sowas net geht!
Du müaßast doch wissen, des is dir doch klar,
ma schwanzt erstens net mit 43 Jahr
und zwoatns – des müaßat dir sagn doch dei Gfui –
derfst grad du des net doa als der Rektor der Schui!“

Guter Rat

Oans sag i euch Kinder, jung seids,
und deswegn, Kinder, wenn's net dumm seids,
freuts euch am Lebn, es duad euch gwiß leid,
hätts ihr als a junga für d'Freud ghabt koa Zeit.
Bloß im Kindergarten is natürlich koa Zeit für vui Freud,
weil der auf de Grundschui euch vorbereit.
Und in der Grundschui da geht des aa net,
weil's da aufs Gymnasium mit Gewalt scho zuageht.
Und im Gymnasium da werd klarerweis stur
higarbad mit Eifer auf's Abitur nur,
und nach'm „Abs", da hoaßt's glei studiern,
und se auf's Examen bloß konzentriern.
Und im Berufslebn dann, liabe Leut,
hoaßt's schuftn, da bleibt aa für d'Freud wenig Zeit.
Doch machts euch nix draus, es kommt ja dann schon
nach eurer Berufszeit glei d'Pension.
Da habt's dann Zeit drin grad gnua, daß euch freuts,
des hoaßt natürlich, wenn's rüstig no seids.
Und Rüstigsei, des hängt ab davo,
daß ma als Kind, als junger Mensch scho
vui Zeit se hat gnomma und se gfreut hat am Lebn,
drum, Kinder, wia gsagt, möcht den Rat i euch gebn:
Freut's euch am Lebn, Leut seid's net dumm.
Ma is ja im Lebn oamal bloß jung.

Das Jahr des Kindes

Fürs Jahr des Kindes möcht i was dichten,
den Kindern, den liabn, a Denkmal errichten,
a Liad möcht i macha, komponiern a Sonettn,
für de Kinder, de goldign Wesn, de nettn,
damit der Erwachsne in unserer Zeit
wieder merkt, was as Kindsei wirkli bedeut,
damit a jeder von euch mitanand
endli mal siegt und endli mal spannt,
wia kinderfeindlich weit und breit gwiß
unser Gsellschaft, de ganze, heutzutag is.
A Gedicht möcht i schreibn drum, de Kinder zu Ehren,
. . . bloß find i koa Ruah dazua, weils mi so störn,
im Hof drunt de Bambsn, de wia Jochgeier plärrn.
Da muaß i beim Hausmoaster glei mi beschwern.

Vater-Verhältnis

4 Jahre: Papa, sag mir, warum,
Papa, wia hoaßtn des Drum?
Papa, was is'n des, was i hab?
Papa, wia geht denn des, sag!

7 Jahre: Des sag i dir, meiner,
mei Papa, is gscheiter wia deiner,
mei Papa woaß des vui besser,
der meine is stärker und größer.

14 Jahre: Papa, des verstehst du doch net,
du woaßt doch net, wia des geht,
mei Papa, zu deiniger Zeit . . .
Aber Papa, bestimmt nimmer heut.

40 Jahre: Ja, ja genau so is gwiß,
so wiar as gsagt hat, so is.
Ganz recht hat er ghabt,
des hat mei Papa aa oiwei gsagt.

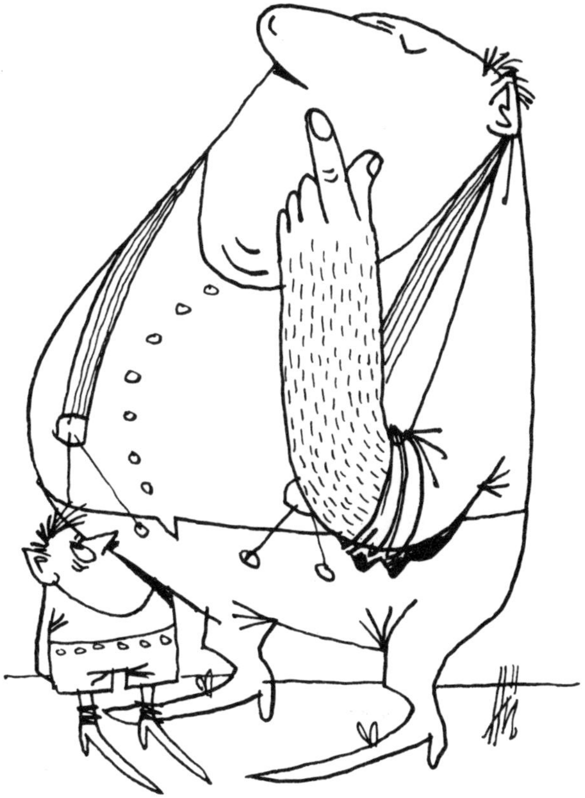

Theater, Film, Fernsehen

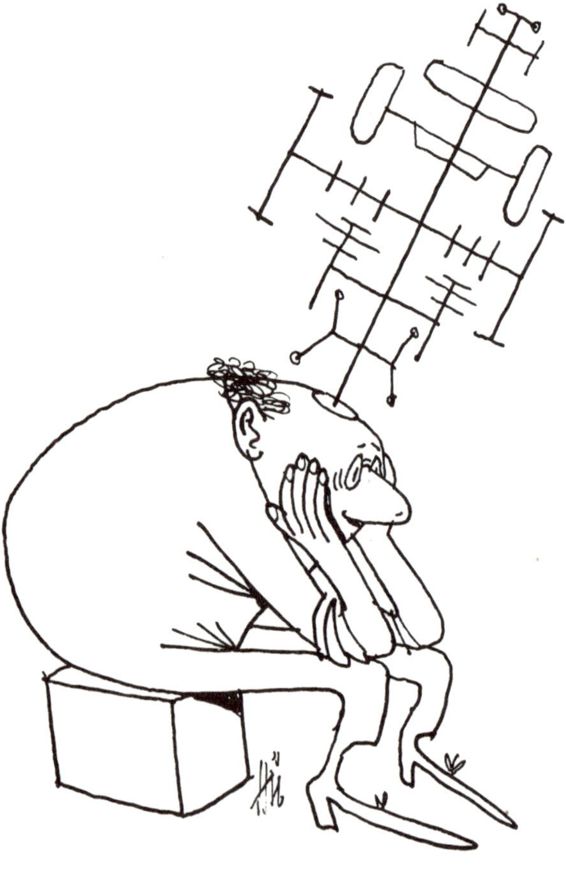

Verteidigungsrede fürs Fernsehen

I woaß gar net, was de Leut oiwei ham,
wenns heut so schwaar schimpfa aufs Fernsehprogramm,
so langweilig, sagns, daad's Fernsehn sei,
daß oan daadn d'Füaß dort eischlafa glei.
Ja früahra, da war no vui mehra los,
da war de Abwechslung doch no ganz groß.
Dene Leut muaß i sagn: Macht's heut abnds wieder auf:
Weil da ganz bestimmt aa heut wieder lauft
a Fuim – Wiederholung von vor a paar Jahr,
na werd's sehng, daß' aa früahra anders net war.
Koa bisserl net schlechter is also 's Programm,
's is oiwei des selbe. Was d'Leut da bloß ham?

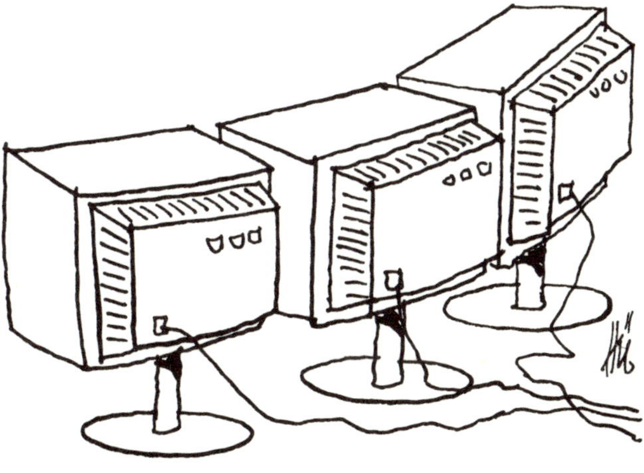

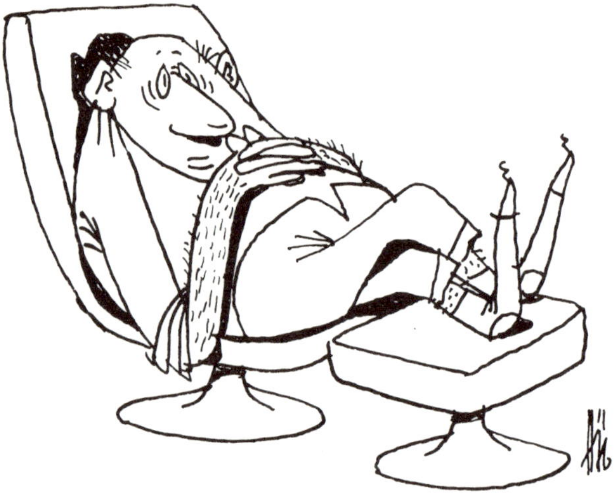

Fernsehspiele

Oans konn i euch sagn, oans is ganz gwiß,
daß de Fernseherei a Zeitkrankheit is.
Da hockans vorm Buidschirm oft stundenlag dro
und schaugn se oan Fuim nach dem andern dann o.
De Passivität, de macht mi fast wuid:
Da sitzns also und glotzn aufs Buid,
wenn's hoch kimmt, na schaltns am Knopf dann und wann
auf Fernbedienung ins nächste Programm,
vom zwoatn ins erste, auf Österreich zwoa,
und sonst wolln de Leut heut gar nix mehr doa,
wia sitzn und zuaschaugn und passiv bloß sei,
bloß no a bißl was eßn dabei.

Oans freilich findt i wirklich a Schau:
de Fernsehspiele, weil da muaßt di genau
no plagn und schindn, da muaßt reagiern
beim Fuaßball und Hockey, möchst da net verliern.
Da spuist mit deim Freund, deiner Frau, mit deim Buam,
bist gesellig und nebnbei sportlich dazua.
Jetzt gibt's gar a Spui scho, da brauchst nimmer zwoa,
des konn ma aa spuin ohne Partner alloa.
Gegen so an Computer als Gegner konnst spuin,
gegn den muaßt dann kämpfa, schiaßn und zuin.
Du, der macht di fertig, da kimmst aa im Sitzn
gewaltig ins Schnaufa, gewaltig ins Schwitzn.
A Spui, richtig gspuit, is a ganz harte Nuß.
Da neuli, da war i ganz fertig am Schluß.
Des is koa Vergnügn mehr, da is aus mit'm Spaß.
Drum hoff i auf d'Technik, da is gwiß Verlaß:
I gfreu mi scho heut ganz schwaar auf den Tag,
wo's aus is und gar is, vorbei mit der Plag.
Wo man an zwoatn Computer dann no
erfindt, der gegn den erstn otretn ko.
Wenn dann *zwoa* Computer spuin, brauch von meim Stui
i eahna bloß zuaschaugn ganz faul bei ihrm Spui.

Bayerisches Theaterstückl

Schau i im Fernsehn irgendwann
as Ohnesorg-Theater an,
dann denk i mir, wia einfallslos,
daß dene eahnere Stückl bloß
mir jedsmal leider vor halt kemma.
A Beispui solltn se de nehma
an dene Einfäll und Ideen,
dest konnst auf unsre Bühnen sehn:
Ringsherum is vui Natur.
Mittendrin a Bauer stur,
der wo net in Austrag geht,
wia's sei Bua halt so gern hätt,
weil er doch a Dirndl hat,
und es so gern heiratn daad.
Doch vorerst konn's no net sei,
denn der Bauer is – ohmei –
halt von Haus aus streng dagegn,
daß de junga Leut se mögn,
lebt mitm Vater doch von ihr
er in Streit bloß zwengs dem Stier,
den der sell eahm hat odraht,
und der gar nix z'Weg bracht hat.
Dazua kimmt a ledigs Kind
und a Kurgast, der wo spinnt.
Magd und Knecht dazua aa no,
de wo jodeln holdrio
in de Pausn von dem Stück,
und nebnbei zu allm Unglück

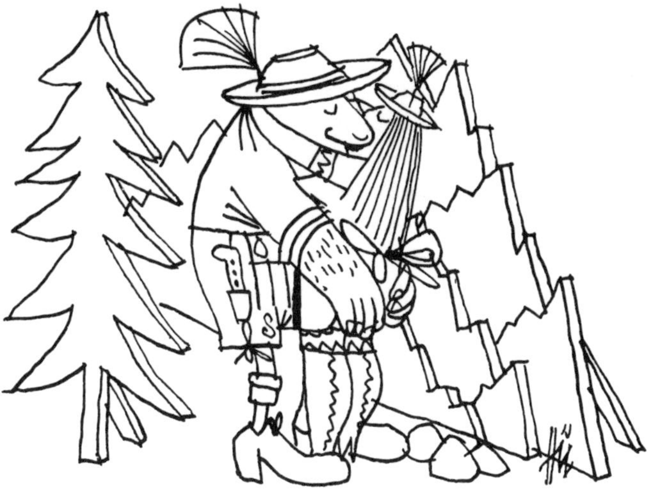

bringt des böse Nachbarswei
oiwei wieder Ärger nei.
Lauter wirklich urige Leut,
leider halt net bsonders gscheit.
Bloß der alte Urgroßvater
schlicht am End von dem Theater
dann den ganzen Mordsverdruß.
Gheirat werd dann ganz zum Schluß,
und am End da plattlt Schuah
alt und jung, Knecht, Bauer, Bua.
Jetzt sagt's selber, Leutln, gell,
is da des net originell?
Wenn i 's „Ohnesorg" betracht:
Unterschied wia Tag und Nacht!!

Die neue Welle

De Sex-Reports und 's „große Freßn",
de ganzn Fuim konnst jetzt vergeßn,
de Heimatfilme, Krimis, Western,
san nimmer „in" und ghörn zum Gestern.
Zur Zeit im Blickpunkt ohne Zweife
steht jetzt als Superstar der Deife.
Daß durch moderne Theologen
er aus'm Katechismus gflogn,
des kümmert eahm jetzt bloß an Dreck,
im Fuim da feiert er 's Come-back:
der Luzifer, der Sparifankerl,
der Satan oder aa der Gangerl.
Dem Kinogast zum Zeitvertreib
dient so a Deife jetzt im Leib.
Aa Hexn, Gspenster und Vampire,
de holt ma wieder langsam vire.
Sie komma in Dreideifes-Nama
jetzt wieder auf der Leinwand zsamma.
Da spuckns Galle, kreischn, stinka,
zapfn as Bluat o und deans trinka.
Bald werd jetzt's Fernsehn aa entdecka,
was in dem Deifeszeug kaannt stecka:
Der Fernsehkoch kocht statt Rouladen
und Kaiserschmarrn jetzt Teufelsbraten.
Statt Almabtrieb aus Rottach, Gmund,
a Deifesaustrieb gsendt wern kunnt.
Statt Leichtathletik, Laufstaffettn,
reitn auf Besn jetzt um d' Wettn
de Hexn in der Sportschau drin
im ZdF beim Toelke Wim.

Mit'm „Goldnen Schuß" is' lang scho Schluß,
dafür gibt's jetzt den „Hexenschuß".
Im Werbefernsehn, gar koa Zweife:
statt „Weißer Riese" „Schwarzer Deife",
der „Duft der großn weitn Welt"
werd uns mit Schwefegstank vorgstellt.
Warn Sendungen mehr pädagogisch,
werns jetzt mehr parapsychologisch.
De Kinder wern auf Hexnkult
und Schwarze Kunst von kloa o gschult.
Auf eigne Drudnfüaß zum steh,
lernans und 's Schwarze ABC
und aa as Hexneinmaleins
im Schulfernsehprogramm aus Mainz.
De Mengenlehre, de fliagt raus,
da kennt se eh koa Deife aus.
Als Dichterfürst gilt der Homer,
weil der schreibt in Hex-ameter!
Und d' Hessn wieder recht aktiv
und aa bei sowas progressiv,
de setzn – wia kaannts anders sei –
an Ok-Kultusminister ei.
... Schee langsam, Leutl, habtses gspannt:
I mal an Deife bloß an d' Wand,
i laß mir von dem Aberglaubn
no lang net mein Verstand mir raubn.
Koa schwarze Katz, koa Unglückszahl,
Freitag, der dreizehnte net mal,
setzt mi in Unruah, i bleib treu
meim gsundn Denkn ... *Toi toi toi!!*

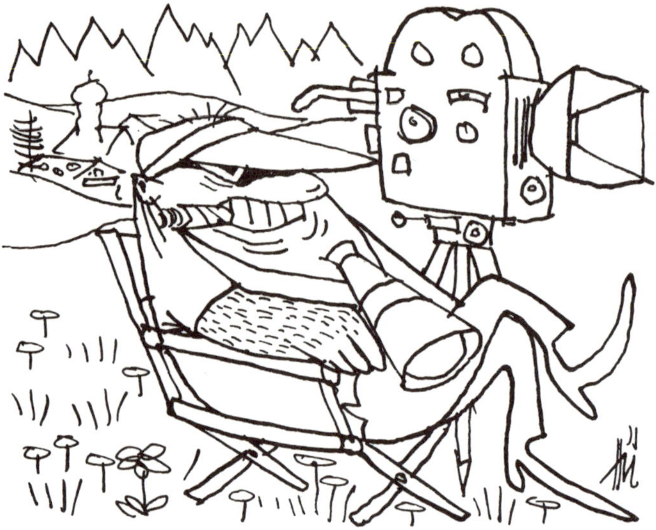

Der Psycho-Heimatfilm

Der Neubayer Malotke-Schulze,
bekannt durch manche Heimatschnulze,
ansässig jetzt in Dingharting,
im Bayern-Show-Gschäft richtig drin,
sprach neulich: Hab nen tollen Gag,
wir müssen mal vom Alten weg,
weg von der heilen Heimatwelt,
woanders liegt das große Geld.
Ich trage in die Heimatfluren
und in die alten Grundstrukturen
Gesellschaftsdenken und Kritik,
natürlich Sex und auch Konflikt.
Mit Alpenlandschaft kombiniert
ist der Erfolg mir garantiert.

Mein Titelvorschlag, toller Spaß,
heißt: „Wilde Madeln, scharfer Kaas".
Ich werd im Folgenden probieren
den Film in Kürze zu skizzieren:
Bei Enzian und Alpenrosen
blühn in dem Film die Zwangsneurosen.
Auf Gletschereis und Bergmassiven
da wurlt's von manisch Depressiven.
Am Kasermandl auf der Alm
lebt zwischen Ochsen drin und Kalm
der Holzknechtbua in Lederhosn;
der strotzt voll Kraft und voll Psychosen
und dieser liebt mit frevlem Sinn
die alte Austragsbäuerin,
die früher mal in junge Jahr
ne schneidige Wildschützin war.
Vom Berge tönt der Urschrei weit:
„Mei Zillertal, mei Sigmund Freud."
Der Bua, wia kann es anders sein,
verliebt sich in ein Mägdelein
vom Wurzenkogel nebenan,
natürlich ist sie nymphoman.
Der Irrenarzt vom Walchensee
gibt der Geschichte einen Dreh:
Auch er verliebt sich ganz emphatisch,
obwohl er selber psychopatisch.
Und bis man schaut ist ein Konflikt
schon nach dem anderen geglückt.
Dazu gesellt sich, klarer Fall,
wie üblich Alpenpersonal:

ein Jäger und ein Wildbretschütz,
der Kurgast Knut von Zitzewitz,
die Sennerin, der Jungfernbund,
acht Gemsen und ein Schäferhund,
ein Adler kreisend in der Luft,
ein Brislein frischer Odelduft,
ein Wasserfall, die Drahtseilbahn,
ein Maibaum und der Herr Kaplan,
ein Großvater, der nichts mehr hört,
ein Bauer, der 'nen Meineid schwört.
Das Ganze richtig strukturiert
mit Alpenbeiwerk reich garniert
wie Heimatabend, Watschentanz,
wie Alpenflora, Kaiser Franz
(der kommt dem Irrenarzt im Traum,
so kriegt auch die Historie Raum).
Dazu kommt noch als dernière crie
zuletzt ein Hauch Pornostalgie.
Und schon entsteht ganz auf die Schnelle
die neue Psycho-Heimat-Welle.
Natürlich hat, wie man das kennt,
der Film zuletzt ein Happy-End.
Der Holzknechtbua, so stellt sich raus,
der stammt aus hohem Herrschafts-Haus
von höchsten kaiserlichem Glanz,
die *Tochter* is vom Kaiser Franz.
Vom Irrenarzt erhört sie jetzt
die Liebs-per-Verserln z'guterletzt
und gibt, wia's bayrisch heißt, zum „Schlusserl"
ihm ein ganz herzigs „Ödi-Busserl".

Feierabend

(Idee B. Weiss)

Jetzt mach i's ma recht bequem z'Haus,
ziag mein englischn Tweed-Anzug aus,
schmeiß mi in mein japanischn Kimono,
zündt ma a cubanische Havanna o,
trink an schottischen Whisky dazua,
schlürf an chinesischn Tee in aller Ruah,
hock mi auf mei Sofa des weiche
(afghanisches Ziegenleder, schwedische Eiche),
schalt mein japanischn Fernseher o
und schaug mir im zwoatn Programm a Show drinna o,
wo mir leider glei fürchterlich stinkt,
weil oane französische Schlager bloß singt.
Muaß i mi glei beim Intendanten beschwern:
Mia Deutsche wolln koane so ausländischn Liadln net hörn.

Von der Gsundheit

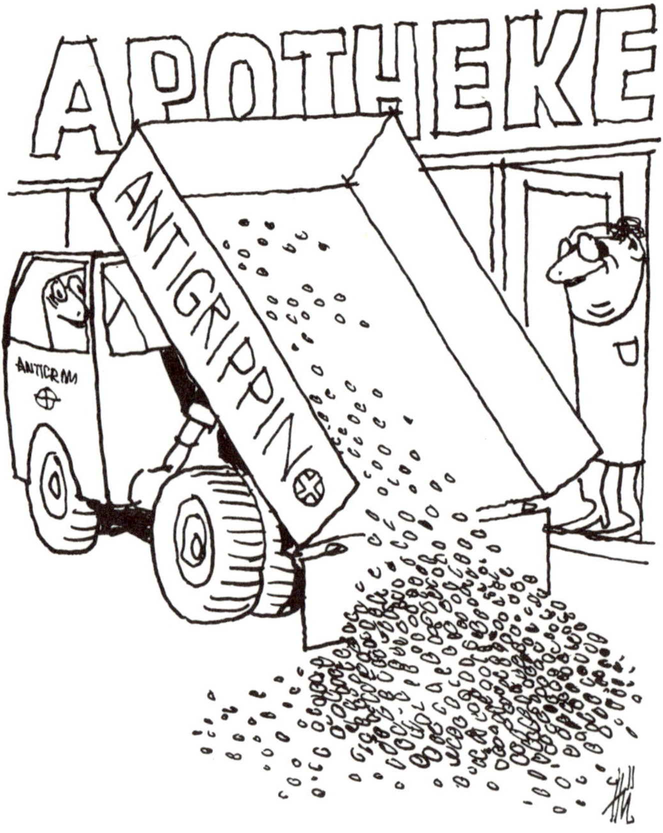

Lob der Medizin

Weil i Kopfweh hab ghabt,
bin zum Doktor i nei,
hab Tablettn verschriebn kriagt,
recht guate a glei.
Hab a paar davo gnomma
und koa Kopfweh mehr gspürt.
Doch dafür hat sie jetzt
a Magnbrenna grührt.
Macht nix, sagt der Doktor,
hat Tropfa verschriebn,
und de habn aa sofort
de Schmerzn vertriebn.
Bloß hab i da drauf
Verstopfung jetzt ghabt.
Dragees dagegn gnomma,
und d'Verdauung hat klappt.
Hab ma eitauscht dafür
an Ausschlag an kloan.
A Salbn dagegn kriagt,
hab'n wieder verlorn.
Und wia mi auf des hi
de Leber hat druckt,
hab i recht erfolgreich
Pastillen glei gschluckt.
Gegn des Rheuma auf des hi
hat der Doktor mi gspritzt,
und was soll i euch sagn:
De Spritzn hat gnützt.
Durch de ärztliche Heilkunst
bin i ganz auf der Höh.
Bloß duad ma jetzt leider
mei Kopf wieder weh.

Tabletten-Sucht

Meistens geht's recht harmlos o:
Wenn's di druckt grad irgendwo,
duast an kloaner Wehdam fuin,
langst zur Anti-Schmerzen-Puin.
Bei Huastn und bei Heiserkeit
is' wieder dann amal so weit,
und nach am Eßn recht am fettn
brauchst Sodbrenna- und Magntablettn.
Und bald bist, bist as merkst erst richtig,
scho pillen- und tablettensüchtig.
Du schluckst zum Frühstück glei dazua
a Handvoll scho in aller Fruah.
Zum Mittageßn, zum Verdauen,
muaßt selbstverständlich aa oa kauen.
Zum Abendeßn sowieso,
und dann a Schlaftabletterl no.
Für Kreislauf, Haarausfall und 's Herz
je nach Bedürfnis, Laune, Wuin
Pro- oder Antibabypuin.
Managerkrankheit, Streß und Hetz,
für alles schluckst Tabletten jetzt.
Und bsonders, wennst in d'Zeitung schaugst
und wannst dort der Reklame glaubst,
moanst daß't bloß, wennst Tablettn nimmst,
als Mensch erst zur Entfaltung kimmst.
A rechts Tabletterl jederzeit,
des macht di zur Persönlichkeit.

Und Schönheit, Wohlbefinden, Kraft,
Draufgängertum und Leidenschaft,
des kriagst, balst bloß zum Schachterl greifst
und dir a Mittel einverleibst.
Wer wui denn auf de Buidl scho
der „Vorher" sei, der schiache Mo,
mit seiner Wampn und der Glatzn,
mit de Wadln von am Spatzn.
A jeder möcht der „Nachher" sei
und nimmt drum de Tablettn ei.
So is halt leider dann am End
der Zustand, den a jeder kennt:
Tabletten, Puin von spät bis fruah,
von fruah bis spät kriagst nimmer gnua.
Du bist ganz klar tablettensüchtig,
und bloß mehr oans erscheint dir wichtig,
daß wer Tablettn mal erfindt,
de gegn Tablettnsucht ma nimmt.

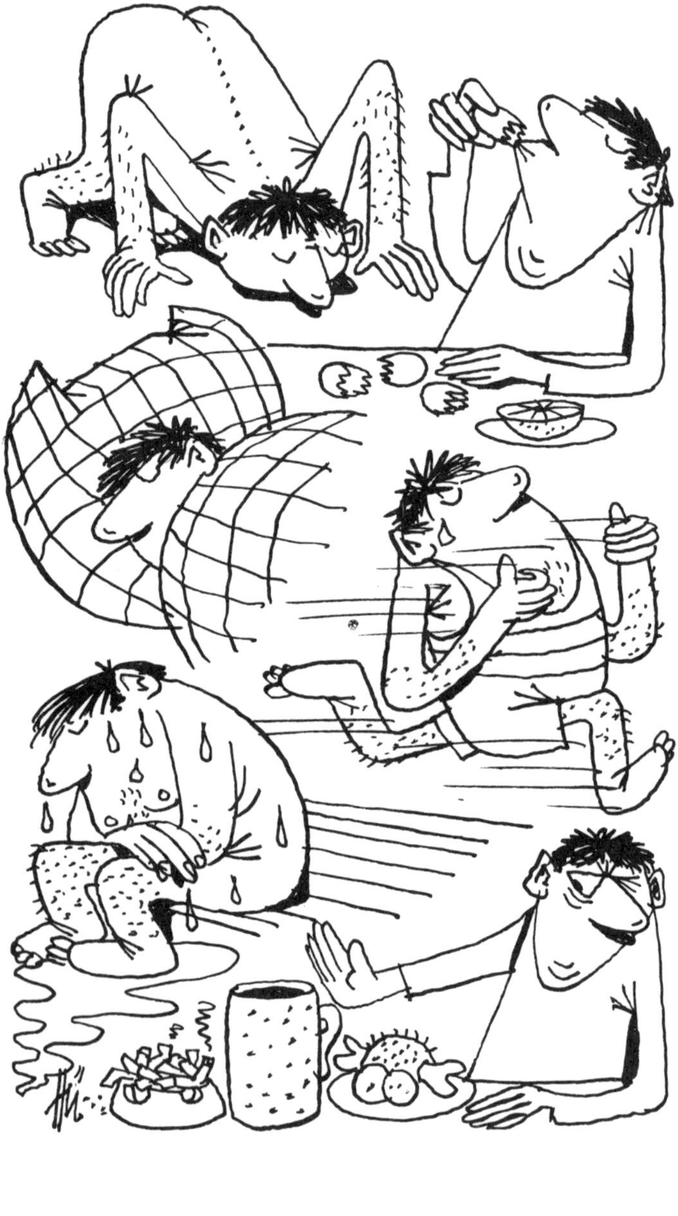

Rezept gegen graue Haare

„Respekt“, hab i gsagt, „mit 68 Jahr
hast du auf deim Kopf no koa oanzigs graus Haar!“
„Jetzt möcht i gern wißn, wia machst’n des bloß,
verrat des Rezept mir, geh weiter, schiaß los!“
„Da schaugst“, hat er stolz gsagt, „da schaugst, gell! Ja no,
i dua halt des Meine dazua, wo i ko:
Jedn Tag mei Gymnastik, scho ganz in der Fruah,
dann werd se kalt duscht, und zum Frühstück dazua
da trink i a Trankerl mit Obstessig drin,
4 Stück rohe Eier und als Hauptvitamin
den Saft von a Grapefruit, so start i mein Tag,
und dann no an Langlauf, in dem i mi plag
und schwitz bis zum Gehtnimmermehr,
hock mi no in d’Sauna danach hinterher.
Beim Essen da halt i strengste Diät:
Ganz klar, daß mit’m Raucha und Bier da nix geht,
vui Joghurt, vui Luft, Bewegung und Schlaf.
So halt i des ei ganz eisern und brav.
In solcherne Sachan, da bin i ganz stur.
Und oans“, hat er gsagt, „des kimmt no dazua . . .“
„Ja was denn um Gotteswuin“, hab i gfragt, „jetzt denn noch?“
„Meine Haar“, hat er gsagt, „laß i färbn jede Woch!“

Raucher-Konsequenz

Wenn i jedn Tag lies,
wia gfährlich daß' is
de Bluats-Raucherei,
weil bekanntlich oiwei
a Zug aus dem Glimm-Stingerl
ramponiert oam bestimmt 's Züngerl,
unsre Adern und Venen,
zwengs'n Teer se verengen,
jede Schachtel am Schlag
unser Lebn um an Tag
oder mehr reduziert.
. . . wenn i also schockiert
in der Zeitung des lies,
bleibt mir übrig halt gwiß
bloß oans: daß i schnell
de *Zeitung* abbstell.

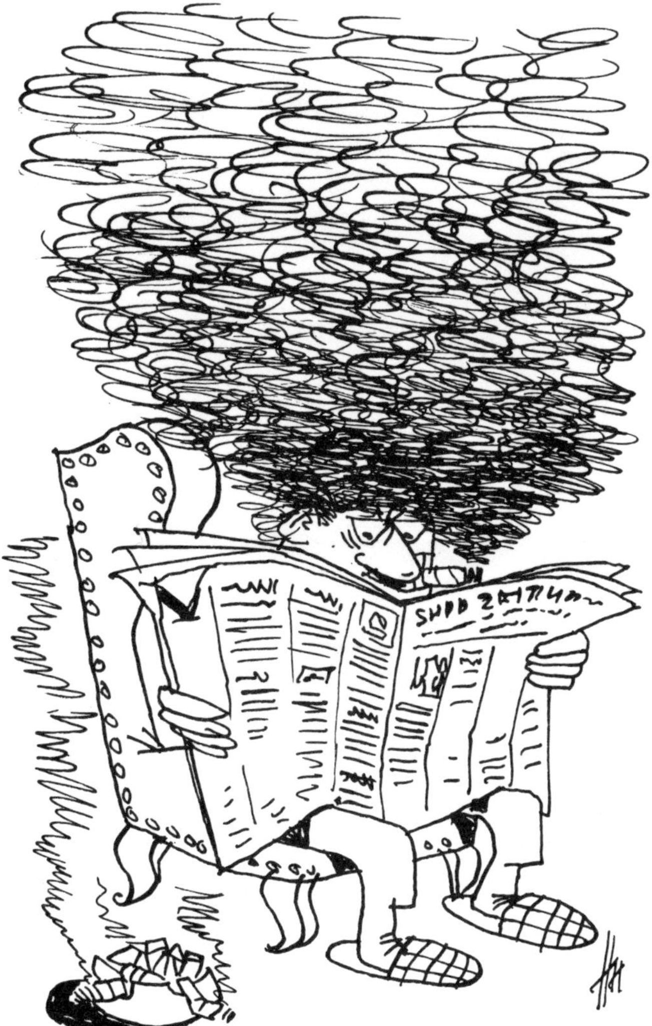

Im Lauf der Zeit

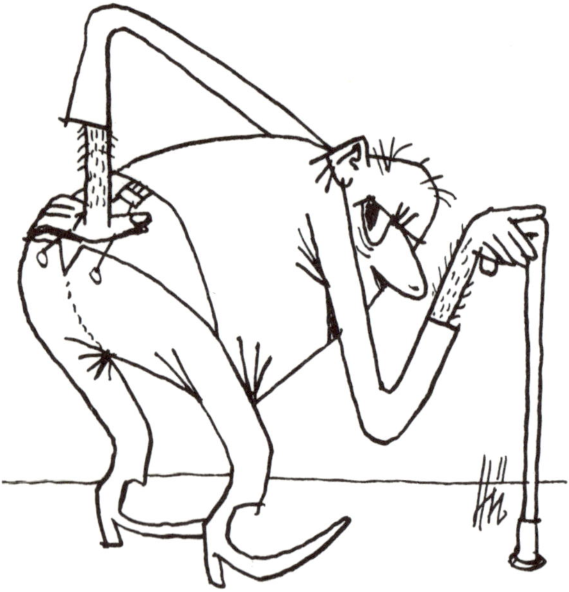

Frühjahrsgedanken

I hock unterm Fliederbusch
staad in der Maiensonna.
's is oiwei no derselbe Busch,
obwohl scho so vui Jahr verronna.

Derselbe Krokus blüaht wia eh und je,
derselbe Kuckuck ruaft von weiten.
Derselbe gelbe Schmetterling
fliagt wia zu Kinderzeitn.

De Buam spuin Fuaßball wia in oide Tag,
wia gern waar i in dera Mannschaft drin.
Bloß bin i halt nimmer der oide.
I spür mei Bandscheibn, weil i oid worn bin.

Staade Lesung

Im Nebensaal vom Maierwirt
is' ganz adventlich gricht.
De Musi spuit a staades Stück
i lies a staads Gedicht:
As Jahr geht langsam zua seim End,
vui Ruah is weit und breit,
mia samma im Advent jetzt drin,
drin in der staaden Zeit.
Ganz winterlich is de Natur,
der Heilig Abend is nah,
alls is jetzt staad, alls gibt a Ruah.
„*Da Schweinsbratn waar da!*"
De Nacht kimmt bald, es dämmert scho,
und d'Flockn falln ganz leis.
Alls schickt se zum Schlafa o
„*Wer kriagt'n no a Weiß?*"
Koa Vogerl singt im Wald mehr drauß,
ma hört jetzt fast koan Laut,
ganz hoamli und ganz ruhig is,
„*De Pfälzer mit'm Kraut!*"
So feierlich is de Natur
und ganz verschlafa d'Welt.
„*Wer hat da vorher grad bei mir*
den Wurstsalat no bstellt?"
I hab de staadn Tag so gern,
wenn weiß de Flockn falln.
„*Kriagt wer da was zum trinka no,*
wer möcht bei mir jetzt zahln?"

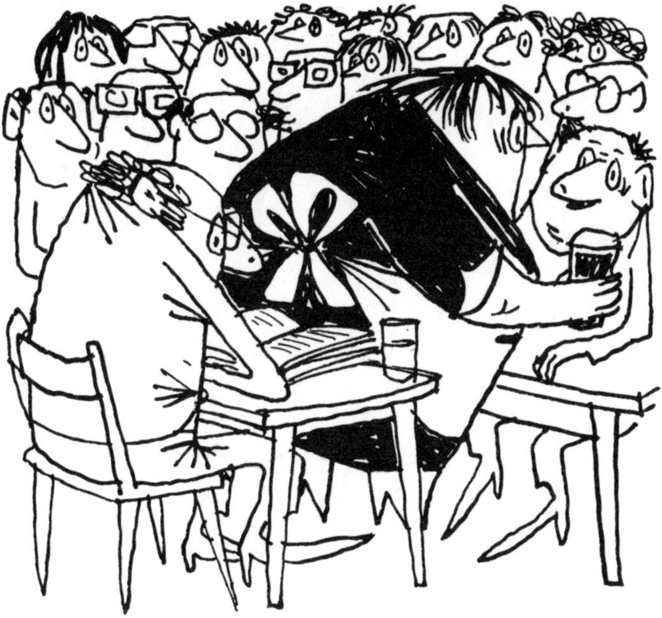

Ja so a bsinnlich staader Abnd
jetzt in der staadn Zeit
mit Musi, Liader und Gedicht
macht richtig 's Herz mir weit!
Bloß hoff i, daß mei staads Gedicht
im Saal vom Maierwirt
de Kellnerin hat beim Serviern
net zu sehr irritiert.

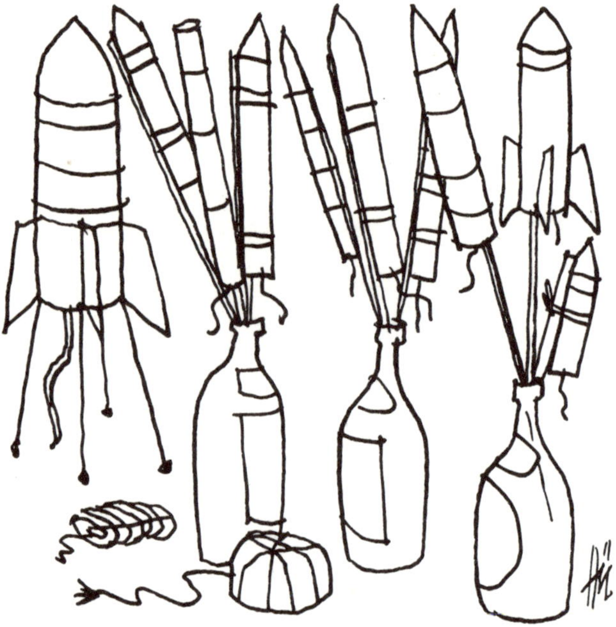

Silvester

Zwanzg Stück Kanonenschläg und nacha
no a Dutzend von de Schweizer Kracher,
Leuchtkugeln große, schee laut und schee bunt,
und Knallerbsn fast a dreiviertel Pfund.
Zehn Böllerschüsse, chinesische Knaller
und fünf von de Mordstrümmer-Superkrawaller
hab i jetzt hoamtragn, weil Silvester i heuer
dahoam und *in aller Stille* bloß feier.

Skifreuden

Auf der Autobahn in vier Staus neikumma,
vier Stund bloß Auterl ringsumaduma.
Okomma, so zuaganga, daß ma zweng
de vuin Leut koa Fleckerl vom Schnee mehr hat gsehng.
In der Talstation am Lift dann herunt
mit no Zwoatausend gwart rund dreiahalb Stund.
Beim Abfahrn ogfahrn und zsammgfahrn worn,
in de Menschnmaßn de Skistöck verlorn.
In der Wirtschaft dann abnds mehr gstandn wia gseßn,
vor lauter Betrieb umsonst gwart auf's Eßn.
Mi neizwängt und zsammpfercht in den vollbsetztn Bus,
mit nomal drei Staus wieder hoamgfahrn zum Schluß.
Doch des alls mach i gern mit aus dem oana Grund grad:
daß i oamal gscheit rauskimm aus dem Gwurl von der Stadt.

Abendstimmung

Am späten Himme ziagt a Fliager
an weißn Streifn hintn nach.
Der bleibt kurz obn und verlauft se
dann wiara Tropfn in am Bach.

Der Tag is aa jetzt am Verlaufa,
verliert se fast im Dämmerliacht.
Des is de Zeit, da wo as Heut scho
a bisserl nach dem Gestern riacht.

Wo's grad no laut war, werd's jetzt staader.
Und staader werd's aa drin in mir.
I tauch mit'm Tag im Dämmer unter,
bis i mi selber kaum mehr spür.

Von Früahra

„Wo ma aa higeht, wohin ma a schaugt,
sagt's amal ehrlich, was heut no was taugt.
Denk i bloß", hat er gsagt, „an de früahrere Zeit,
Koa Vergleich mehr zu jetzt, koa Vergleich mehr zu heut.
Wennst bloß denkst, was des Glump alls heutzutag kost
und wia schnell, daß' dann hi is, kaputt is, verrost.
Kaum langst was gscheit o, na ghört's aa scho gricht,
weil's glei aus'm Leim geht, ausanandfallt und bricht.
Wennst früahra was kauft hast, hat ghaltn de War
a Ewigkeit fast und no etliche Jahr.
Qualitätswertarbeit is nirgends mehr gfragt.
. . . Bloß oans is no z' lobn heut", hat er gsagt,
„des oane is guat an unserer Zeit,
daß nämlich jetzt älter werdn de Leut.
. . . Doch de altn Leut de stammen dafür aa,
wia kannt's anders sei, natürli von früahra."

Wia ma's siehgt . . .

Auf ara Bank im Flaucher drunt
da hockan staad in aller Ruah
zwoa alte Rentner scho zwoa Stund
und schaun de Buam beim Fuaßballn zua.
De renna, hupfa kreuz und quer
mit eahnara Buamakraft.
„Mei", moant oa Rentner, „schau nur her,
wia des a Mensch bloß schafft.
Zwoa Stundn spuins in oaner Tour
und wern net müad. Respekt!
Daad i des fünf Minutn nur,
i glaub, i waar vom Fenster weg!"
Zur selben Zeit fast moant oa Bua
zum andern: „Siehgst de Männer dort!
De zwoa schau i zwoa Stund scho zua
wias allerwei am selbn Ort
auf eahnam Bankerl hockan staad
und se net rüahrn von eahnam Fleck.
Net amal fünf Minutn grad
daad i des schaffa, glaubst, Respekt!"

De heutige Jugend

„I woaß gar net“, hat de oid Hacklin gsagt,
„was de Leut oiwei habn,
wenn se se über de junga Leut
von heut so beklagn,
daß de Jugend koa Sitte,
koan Anstand mehr hätt,
koane Umgangsformen
und koa Höflichkeit net.
Jetzt sag Euch oans“,
hats gsagt, „aber i:
Wia vor sechzg Jahr i jung
und fesch gwesn bi,
warn de Burschn de junga,
des is ungelogn,
vui schlimmer wias heut san,
ja fast ungezogn,
habn se hi und da
im Ton mal vergriffa,
habn frech mir aa nachgschaut
und mir nach sogar pfiffa.
Wiavui höflicher san da“,
hats gsagt, „heut de Leut,
de junga, dagegn
in unserer Zeit:
Wenn i heut wo spazierngeh,
hab i nirgends mehr ghört,
daß von am junga Burschn
mir nachpfiffn werd.“

Spintisierereien,
und was zum Nachdenken

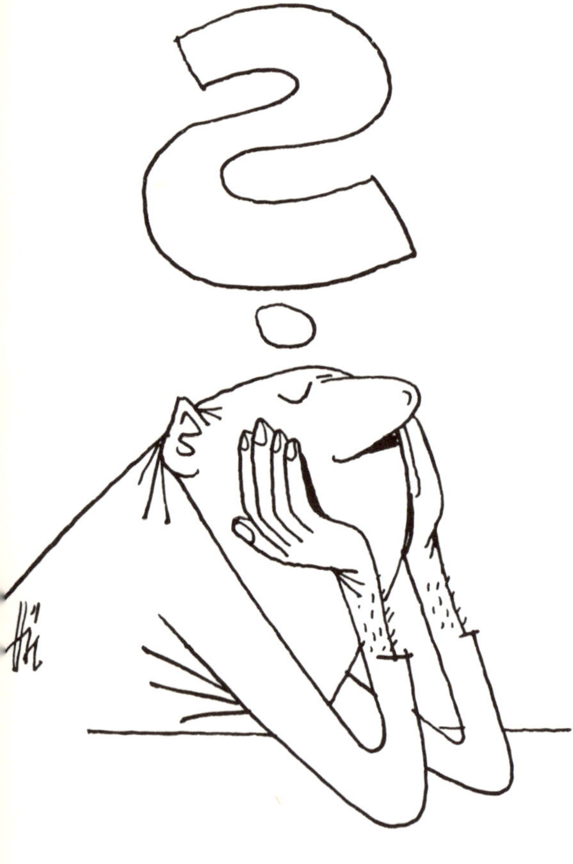

Spintisiererei

Geht's Eahna aa oft aso wia mir:
Oft, wenn i a bisserl rumsinnier,
dann frag i mi, was se daad dann wohl denn,
wenn was früahra net so, sondern anders waar gwen.

Zum Beispui, wenn am Adam de Eva überhaupt net
oder umkehrt er ihr koa bisserl gfalln hätt.
Waar ma na ausgstorbn nach kurzer Zeit
mir Menschen, und was waar nacha heut?

Waarn nacha de Termitn mit eahnam Ameisenhirn
vielleicht der Moar und daadn d'Welt dann regiern?
Und mei Beruf waar dann no a weng schwerer.
Womöglich waar i dann Termitn-Schullehrer
und müaßat der Königin von de weißn Ameisn
ihre Bambsn ameisenzentriert in der Schui unterweisen.

Oder was anders:
Wenn damals der Prinz Eugen de Türkn vor Wien hätt net
wer kaant mir – seid's ehrlich – dann sagn, [gschlagn,
ob ma net als Muselmänner rumsitzatn
und uns in türkische Bäder dumm schwitzatn.

Und der türkische Honig, den i hin und wieder
im Oktoberfest kauf, der waar mir scho zwider,
und hängat zum Hals mir dann auße, o jeh,
gradso wia der türkische Mokka-Kaffee.
Oder no schlimmer: Wenn der Heinrich der Löwe seinerzeit
net München gründt hätt, wo waar ma na heut?
Wenn er an andern Platz ausgsuacht se hätt,
waar des aa ziemlich bläd.
Vielleicht sogar in Ostfriesland dann no,
da werad i aa gwiß net recht froh.
Mit'm Wattn gang nix, da drobn im Watt,
und i dichtat statt boarisch meine Verserl in „platt".

Aber so weit in der Gschicht brauch i gar net zruckgeh,
wenn i auf meine Eltern bloß seh:
Mir is zum Beispui aa net recht klar,
was waar, wenn mei Vater meiner Muatter begegnet nia waar.
Ob's mi auf der Welt dann trotzdem aa gebat
oder ob wer anderer gar für mi lebat,
oder i, i laufat als halberts i umanand?
I wer's zwar nia wißn, aber es waar interessant.

Weltuntergang

„Hast des glesn, was in der Zeitung heut steht?"
„Na, warum?"
„Daß amal unser Welt total untergeht."
„Wiaso?"
„Ja, weil's, so steht drin, irgendwann amal knallt,
und alls in a schwarzes Loch zsammafallt."
„Alls, moanst?"
„Ja alls, steht da: unser Erde, der Stern,
alls daad irgendwann aufgsogn wern."
„Und was bleibat dann über?"
„Nix bleibt, nix bleibt über.
Alls geht dann einfach drunter und drüber."
„Sauber – und wann soll des nachat sei?"
„Da in der Zeitung steht's drinna ganz klar,
ungefähr in 800 Milliarden Jahr."
„Wann hast gsagt?"
„I hab daas doch gsagt, daß des in rund
800 Milliarden Jahr passiern kunnt."
„Hast du mi derschreckt, weil i nämli grad
a falsche Zahl verstandn jetzt hab.
Da bin i jetzt froh, des konn i dir sagn,
hab gmoant mir gaang's in 80 Milliardn Jahr scho an Kragn."

Was waar, wenn . . .

Sagt's, was moants denn, waar wohl passiert,
ognomma, der Columbus hätt se net girrt
und er hätt – bei allem Respekt
vorm Columbus – Amerika net aus Versehn bloß entdeckt.
Ob wohl de Apachen und Komantschn
da, wo jetzt de Amis im Swimming-Pool plantschn,
aa nach Grissly-Bärn und Büffe jagadn,
und d'Leut statt Toupets no Skalps am Kopf tragatn,
und wos jetzt Cola in der Hollywood-Schaukel drin trinka,
daad a Sioux sei Lasso am Mustang drobn schwinga.
Wos Rock und Roll tanzn und Boogie,
faand a Kriagstanz grad statt im Landkreis Kentucki.
Wo de Wolknkratzer de riesign stenga,
daad a Squaw de Mokasins zum Lüftn aushänga.
Und de kloan Winnetou-Buam und Sitting'Bull-Madl
de hockatn net mit Spatzn-Wadl
und bleichgsichtat bloß am Fernseher dro
und schaugatn Indianer-Fuim o,
sondern daadn, statt Lollies lutschn und Kaugummi kaun,
da Muatter helfa beim Wigwam abbaun,
weil eahnere Vatter gega an Stamm,
an feindlichn, Kriegsbeiler ausgrabn grad habn.
Wo der Carter Jimmy Sprüch klopft im Weißen Haus,
da klopfat a Häuptling sei Friedenspfeif aus.
So waar des vielleicht, oder aa net,
wenn der Columbus net higfundn seinerzeit hätt.

Oans freilich waar gwiß bestimmt net aso.
Und drüber da waar i, ehrlich gsagt, froh:
Bei de Indianer waar sicher im ganzn Land
as Fuaßballspuin völlig no unbekannt.
Koa „Cosmos-New-York“ daad Spieler oheuern.
Und drum spuiat der Beckenbauer heut no bei „Bayern“.

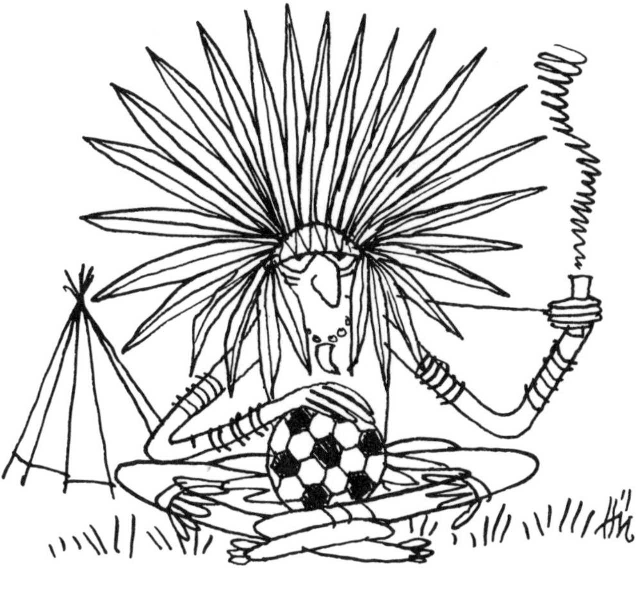

Konsequent

„Oh Gott", hat er gsagt, „schau i mi bloß um,
na denk i mir oiwei, wia is der saudumm,
der wo in a Zeit, de bei Gott aufklärt is,
no oiwei was glaubt, der spinnt doch ganz gwiß.
Zu dene ghör i, woaß Gott net dazua,
pfüa di Gott, um Gotts wuin, mir gaangst, mir waar's gnua.
Von mir aus aber solln alle mitsam
glaubn, was halt grad wolln, de Leut in Gotts Nam.
Aber, beim Allmächtign, i glaub da net dro,
und drüber bin i, ehrlich gsagt, froh.
„I", hat er gsagt, „i sag's frei und frank,
i glaub an koan Gott net, i net, Gott sei Dank!"

Heut

Vorbei is as Gestern, vorbei und verronna,
scho lang verrauscht, an Bach abegschwomma.
Weit weg und no lang net da is as Morgn.
Was soll i mi heut scho drum kümmern und sorgn.
As Gestern und Morgn ist heut net mei Problem,
denn heut hoaßt mei Zeit, und heut derf i lebn.

Zukunftsvision

Da neulich da hab in der Thomasnacht
i an Blick in des Jahr zwoatausend nei gmacht.
Und was i da gsehng hab, des hat mi verwirrt
und, i sags euch ganz ehrlich, scho leicht irritiert.
Auf der Straß gibts koa Gschroa mehr, ma lächelt se o,
da kimmt mir de Gschicht chinesisch vor scho.
D'Pädagogen de redn chinesisch derwei,
doch des deans aa heut scho, des waar net so neu.
'S Rathaus is im Chinesischen Turm eiquartiert,
statt Weißbier werd Reisbier in Schalen serviert.
Und as Eßn des is aa schein's nimmer as selbe,
statt Weißwürst im Donisl gibt's bloß no Gelbe.
Des alls und no anders, was i entdeckt,
des hat mi am Anfang doch ziemlich erschreckt.
Mir hat's glei an Riß gebn, i denk mir: oh mei,
was werd da mit unserer Liberalitas sei.
Do siehg i zu meiner Beruhigung a Schuid
und i spann, daß in Bayern grad halbert so wuid
sogar se's Chinesische auswirkn konn,
denn am Schuidl steht „*Fleistaat Bayeln*" stolz drom.

Trost

„Mei“, hat der Mesner zur Bäuerin gsagt,
wias’n a bisserl übers Sterbn hat ausgfragt,
„mei“, hat er gsagt, „es hat alles mal a End,
’s gibt nix auf der Welt,
was ewig lebn könnt.
Und außerdem“, sagt er, „tröst di dabei,
as Sterbn gibt’s scho lang,
der Brauch is net neu.
Wo vor dir scho so vui Leut gstorbn san,
werd’s di aa net glei nacha umbringa dann.“

Trotzdem

Aa wennst du zu mir no so kommunikativ,
solidarisch sei wuist und ganz sensitiv,
alteruistisch und partnerzentriert
auf mi hi vertiert und hiorientiert,
kooperativ mit mir sei wuist und handlungskonform
und an Binnenkontakt zu mir hast ma gschworn,
des alls mitananda konn mi net störn,
i mag di, werst lacha, trotz allem recht gern.

Politischer Dischkurs

„Jetzt sag i euch was“, hat er gsagt, „95 bin i,
und i hab dalebt sogar no an Kini
und sei königliche Monarchie.
„Ja“, hat er gsagt, „so alt bin i.
Und dann“, hat er gsagt,
„'s liegt aa scho ganz schee weit zrück,
ham ma de Dings nacha ghabt, no de Dings, d'Republik.
Doch damit“, moant er, „war's no lang no net gnua,
dann is der ganz ander kemma, und sei Diktatur.
Und jetzt leb ma, ihr alle und i,
des wißts ihr ja wohl, in a Demokratie.
Und i woaß net so recht“, hat er gsagt, „bei allm
hat ma des oa oder 's ander net gfalln.
Was uns heutzutag fehlt“, moant er, „des sag euch jetzt i,
des is gar nix anders wiara Pfunds-Anarchie,
a Anarchie, a gscheite, oane mit am Niveau,
mit am starkn Anarchn an der Spitzn vorndro!“

Der Weg in uns nei

In oaner Stund
fliagst von München unt
zwar nach Hamburg nauf
und spielend im Lauf
von am oanzign Tag
fliagst de Weltgschicht ganz ab.
Nauf zu de Planetn
braucht a Raketn
aa nimmer vui Zeit.
Koa Zweifel, daß heut
kürzer wern d'Weg
und zsammschrumpft de Streck.
Aber seltsamerweise,
glaub i, de Reise,
der Weg in uns nei
werd schwerer oiwei,
werd allerwei länger,
und mia wißn vui wenger
wia über alls heut
in uns drin Bescheid.

Resignation

Oft hat ma koa Glück,
hat a Pech grad im Lebn,
es geht oam was schiaf,
es geht was danebn.
Dann denkst dir:
De oan habn allerwei Glück
und de andern derwischn
net amal a kloans Stück.
Da konn's dann scho sei,
da konn's scho passiern,
daß't ofangst zum schimpfa
oder gar z'resigniern:
Gar net erst geborn wern
waar a Glück, hast as Gfui,
aber tröst di, des Glück
habn aa gar net vui.

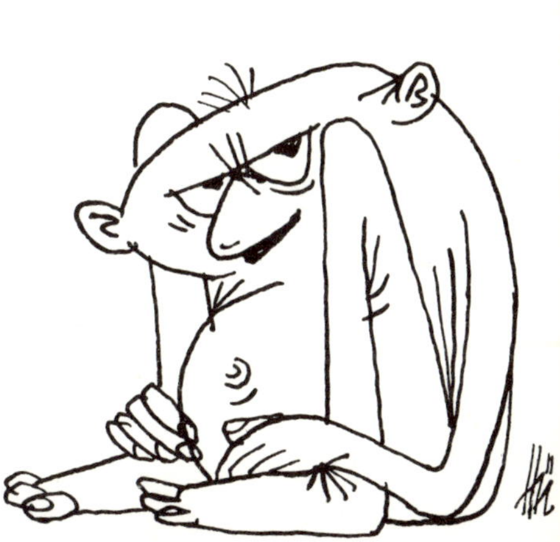

Zurück zur Natur

„De Zivilisation“, hat er gschimpft, „richt uns no z’grund;
allmählich werd’s mir in unsrer Zeit z’bunt.
Abgase, Abwasser, wenn i des lies,
no woaß i, daß d’Technik der Untergang is.
Und deswegn“, hat er gsagt, „deswegn gibt’s für uns nur
de oane Parole: Zurück zur Natur.
Mia müaßn den Weg zruck zum Ursprung grad wolln,
und des technische Glump soll der Deife dann holn.
. . . Bloß z’Fuaß is der Rückweg doch a weng lang.
Drum fahr i d’Streck zruck liaber mit’m Wagn.“

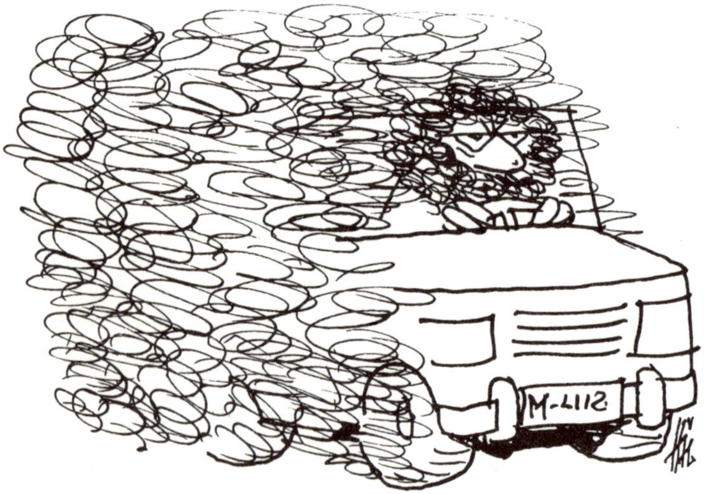

Preisverteilung

Den erstn Preis in seim Lebn
habns eahm bloß deswegn gebn,
weils bis jetzt halt no net recht klappt hat,
und er alloa no koan Preis ghabt hat.
Den zwoatn hat er dann kriagt nächsts Jahr,
weil er ja oamal scho Preisträger war.
Auf oam Fuaß steh, habns gsagt, waar net gsund,
und fürn drittn Preis war der Grund,
daß sei Konkurrent ja aa scho drei hätt.
Und drum gangat des net,
sonst wurad er ja frustriert,
wenn der ander bevorteiligt wird.
Ja und beim viertn und de andern no,
da war's halt Gwohnheit dann scho,
daß er bei irgendam Preisverleih
irgendwann, irgendwo war wieder dabei.
Bloß, für was de Preise eigentlich warn,
– des waar a Preis-Frag – hat er nia net erfahrn.

Was wichtig is

Weltkongresse, Konferenzen,
lange Reden und Sentenzen,
Gremien, Curricula,
pfundweis dicke Büacher aa.
Vui werd gschriebn und gredt oiwei,
aber was kimmt raus dabei?
Kaant ma net, was wichtig is,
so, daß trotzdem richtig is,
oft aa kürzer besser sagn,
muaß ma se da net mal fragn:
Reichen
oft net a paar Zeichen,
oft a Spruch, oft a Buid?
Was a Rolln für uns spuit,
des hat ER uns erzählt,
in aam Gleichnis vom Feld,
vom Acker, vom Korn,
vom Schatz, der verlorn,
vom Vater, vom Sohn,
vom Weinberg, vom Lohn,
vom Hirtn, vom Brot,
vom Lebn und vom Tod.
... Wia kloa waar de Zahl der Christn wohl bliebn,
hätt ma d'Frohbotschaft als a Curriculum gschriebn?

Einsicht

Bloß der kennt as Glas,
der aa woaß, daß' zerbricht,
bloß der, der as Dunkl kennt,
kennt aa as Liacht.
Bloß der kennt an Fluß,
der woaß, daß er mündt,
bloß der kennt as Lebn,
der woaß, daß' verrinnt.
Bloß der kann heilen,
der woaß, wo was fehlt.
Bloß wer nach'm End fragt,
kennt se aus auf der Welt.
Bloß der, der a Grenz siehgt,
woaß um's Ganze Bescheid.
Bloß wer woaß, was er net woaß,
bloß der Mensch is gscheit.

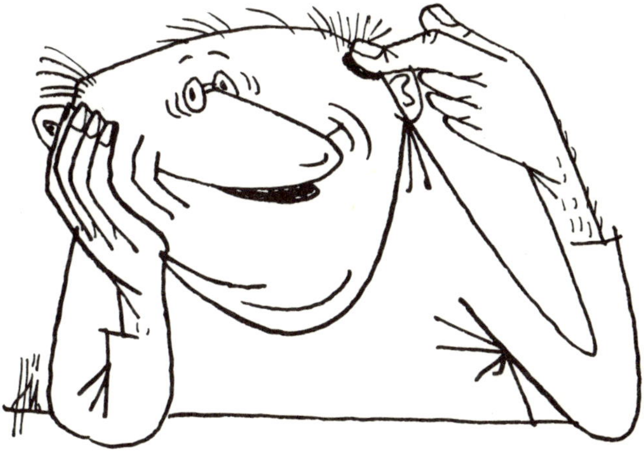

© 1979 ISBN 3-475-52268-3

Das Buch erscheint in der Reihe „Rosenheimer Raritäten" im Rosenheimer Verlagshaus Alfred Förg GmbH & Co. KG, Rosenheim. Gedruckt wurde es in der Buchdruckerei Georg Wagner, Nördlingen, und gebunden in der Verlagsbuchbinderei Hans Klotz, Augsburg. Den Umschlag und die Illustrationen gestaltete Ernst Hürlimann, München.